Fit ohne Geräte
Die 90-Tage-Challenge für Frauen

妳的身體
就是最好的健身房

90天 挑戰計畫

美軍特種部隊 王牌教練 馬克·羅倫 Mark Lauren／
尤利安·蓋林斯基 Julian Galinski／著　王榮輝／譯

妳的身體就是最好的健身房──90天挑戰計畫

目次

這是妳今生最勇敢的健身計畫，歡迎來挑戰！

妳是否下定了決心，準備投入為期 90 天的「徒手重量訓練」挑戰？好極了！在接下來這段緊鑼密鼓的時間裡，妳將經歷一場或許是妳這一生中前所未有的體能訓練，在往後的每一天中，妳會面臨各式各樣嶄新的挑戰。我為本書特別設計了一套迄今為止仍屬獨一無二的訓練計畫，其中包含了：為期 90 天持續提升強度的訓練課程（利用自己的重量做訓練），在減重健身方面的成效是妳前所未見的，另一方面還會提出最佳的營養攝取方法，以及足以讓訓練計畫順利進行的理想生活方式，這些建議都簡單明瞭且容易實行。這場挑戰並非只關係減少脂肪、美化體態，雖然在過程中，妳不僅能夠，而且也會達成這些目標。我們真正的目標是完整的健身。在鏡中見到自己苗條的身材，不過只是其中的一個環節罷了！我們關心的是如何幫助妳在現實生活中打造強健的身心，讓妳輕鬆應付日常生活裡的種種挑戰。在這裡我指的是力量、恆心、健康且正直的態度、靈活性、協調性、意志力、鋼鐵般的毅力、耐力、自信、優雅的氣質，當然也少不了輪廓分明、吸引他人目光、更讓自己滿意的身體。

為此，在接下來三個月裡我們將相互扶持。我將在訓練過程中擔任妳的教練兼陪伴者，充當妳的監督者兼啦啦隊，扮演妳的諮詢者兼指導員；不僅僅在訓練方面，更在飲食與休養方面。藉著這套全方位計畫，妳將在最短時間內取得最驚人的成果。不僅如此，妳更將學到如何讓身體保持在最佳狀態。我把自行研發出的嶄新練習組織成十二套高強度訓練，這套訓練不僅會要求妳全力以赴，更會幫助妳將全身練透透。無論妳想要的是減少體脂肪、塑身，抑或是增長肌肉，透過

我們幫助妳擬定出的個人飲食計畫，妳都能達成自己希望的目標。

　　身為健身教練暨培訓者，我的職責是幫助人們達到身體的最佳狀態。我曾在部隊裡教導過許多人，例如美國的特種菁英部隊。健身對他們而言不僅是增益自己的人生，更完全是件攸關生死的大事。一再聽人提起，我對全世界最艱難的訓練課程做了革命。我在特種部隊擔任教練的那段期間裡，的確還流行著「多多益善」原則，士兵在訓練和跑步上花的時間過長，可想而知，這往往會導致傷兵累累。直到我引進了徒手重量訓練，讓重心回歸實質面，整個情況才徹底改變。成績有目共睹，新兵們不僅可以在更短的時間內變得更強，因訓練而受傷的比例也明顯下降。

　　我在那裡研發出的練習與訓練計畫其實還有一些其他的優點。不僅任何地方都可以練，而且不用花一毛錢，無需任何器材，只要利用自己的體重和一些簡單道具就可以開始練。這一切好處或許就是「徒手重量訓練」風靡全球的原因；單單在德語區便有超過 50 萬人根據我的徒手重量訓練法健身。

　　多年來，我不斷研究、修正、改進這套原是針對菁英部隊設計的訓練計畫，好讓所有人都能接受和使用。在這本女生版裡，我針對女性的特殊需求做了重點調整。

　　我在工作上面對的大部分是一般人，她們平日有一份工作，還要兼顧家庭。為此，她們需要一個健全的身心。可是在另一方面，她們無法每天在健身房裡耗上幾個小時。此舉當然既沒有意義也沒有必要！因為誠如妳或許已經知道的：健身房一直就在妳身邊，其實就是妳自己的身體！身體不僅是我們的訓練標的，更是最佳的訓練器材！用自己的重量做訓練已被證實是最有成效的訓練方法；不僅在特種部隊，在一般人身上也獲得了印證。

　　我研發徒手重量訓練並寫成系列書還有一項理由：我希望盡可能讓更多民眾藉由這個簡單的觀念健身成功。我希望妳也能成功！

　　在過去這幾年，全球有數百萬人依循我的指導做徒手重量訓練，訓練的人包含了各個年齡層，訓練的目的也各有不同。原本害羞的女性因此變成了強健有自

信的運動選手。原以為自己年事已高無法再做訓練的長者因此變得更強健、靈活，繼而贏得全新的人生樂趣。她們的共同點是：無論在哪裡做徒手重量訓練，她們都成功了！不僅不需要繳交高昂的會員費，也不用買訓練器材，更重要的是她們都省下了很多時間。

從那時起，我便經常收到來自全球各地不同國家的信息。每當有人告訴我：「馬克，你改變了我的人生！」每當有人完成了我的訓練計畫而成功瘦身，或變得更堅強、更能妥善應付日常生活中的種種挑戰，每當有人藉我的訓練計畫變得更有力氣、更健康，最終還變得更幸福，我總是感到十分欣慰！

我自己也體會到，體能訓練在我人生中占下的位置無可取代，因為它帶給我改變的力量。雖然我們無法掌控這世界，我們卻可以掌控自己，最終還可以藉由這樣的方式影響我們的周圍環境。

人生就好比鍛鍊。我們設定自己的目標，為達成目標努力不懈，最終獲得了成功。成功之路未必總是輕鬆寫意，或許我們得付出一切，可是待到成功那時，所有付出終將獲得回報。克服挑戰能帶來的並非只有成就，更會有難以言喻的快感。

我現在先跟妳說，這場為期90天的健身挑戰同樣沒有那麼簡單。不過，當一切苦盡甘來，妳將會為自己的成功感到驕傲，為自己擁有的全新體感欣喜雀躍。然而在這90天當中，會改變的不只是妳的身體，就連妳的心靈也會有所轉變。妳將一週復一週地努力訓練，有意識地控制飲食，並且將會學習到許多新知識。我最期盼的是在妳順利完成訓練後能對我說：「馬克，你改變了我的人生！」那將是我的榮幸！

容我自我介紹，我是馬克 · 羅倫，妳的個人教練

我1977年出生於美國，卻是在德國長大的。我的父親是菲律賓人，母親是德國人。一直到1986年搬回美國前，我們一直在法蘭克福附近定居。從那時起，我幾乎遊遍了全世界，然而德國一直是我心中第二個故鄉。我對粗獷的巴伐利亞美食始終念念不忘！我也喜歡德國的民眾，他們有目標，有責任感，而且不喜歡浪費時間。或許這也是《妳的身體就是最好的健身房》在德國受歡迎的原因之一。

我之所以能發展出獨門一套的徒手重量訓練法，背後其實有個故事：我從 1996 年開始從軍，一直到1998 年都在華盛頓的麥軻德空軍基地接受培訓，成為特殊戰術作戰管理員。培訓的課程例如有潛水、水中求生、跳傘、求生訓練、戰俘訓練及領航訓練等。當時我們必須完成的體能訓練又多又困難，尤其是全副武裝的長跑，不僅日後完全派不上用場，更經常在訓練時造成傷兵累累的慘況。這讓我興起了改革的念頭。

自 2005 年起（當時我在密西西比的凱斯勒空軍基地擔任教練），我便積極構思如何讓特種部隊的體能訓練變得更簡易更有效率。於是我研發出徒手重量訓練，亦即《你的身體就是最好的健身房》。這套新訓練課程在我指導的許多新兵身上很快就印證出成效：訓練的效能不僅大幅提升，受傷的比例也顯著下降。於是，我很快地意識到：這套訓練方法應該要讓更多人知道！

妳的身體就是最好的健身房
——徒手重量訓練為何如此有效？

　　我們都曉得健身業者吸引顧客的花招，在四處的廣告裡都能看得到。從電磁按摩器到健身彈跳床，各式各樣五花八門的奇異商品，經常把銷售矛頭對準女性族群（大家都知道，女性對身體與健康的意識往往高出男性許多）。廣告往往會宣稱：如果加入某家健身房或訂購某項健身器材，驚人的訓練成果會以神奇的方式從天上掉下來！當然了，如果可以輕輕鬆鬆花錢買到身強體健，真可說是美事一樁！人們為了求心安而去投資生活品質，往往會去加入高級健身房，訂購市售最貴的訓練器材。凡此種種，充其量在布施別人的荷包；換言之，健身與健康業的行銷詭計再一次得逞了。

　　然而妳買了這本書（也許是別人送妳的，無所謂）。或許妳已經猜到我要對妳說什麼：健身其實不需要花錢！既不需要上健身房，也不需要買健身器材，就連啞鈴也都根本不需要！事實上，利用一些簡單（且實惠）的方法，妳就可以變強、變壯、變美。妳唯一需要的，無非是知道如何利用自己的身體做訓練器材；當然，去做的動力也同樣不可或缺。這是徒手重量訓練的精髓。這場 90 天的挑戰計畫不使用器材，這讓訓練一方面變得更簡單，另一方面則變得更困難。之所以更簡單，因為我將規定妳如何訓練與飲食；換言之，妳不必費心編製練習和訓練計畫，妳只需要在往後的 90 天裡依照我每天給的提示練習，成功最終會自動來臨。之所以更困難，因為這是個高強度的訓練計畫，妳必須在這段時間內每天使出渾身解數，與自己的身體過招。

　　如果妳是初次投入健身，這場挑戰對妳而言會是個「菜鳥訓練營」，不僅能把妳的身體練成最佳狀態，還會把所有妳該知道的健康、現代生活方式相關知識傳授給妳。如果妳已有過健身的經驗，這場挑戰能夠強化妳的健康與生活方式。

　　我對妳只有一個要求：在每週三到四回、歷時30分鐘的訓練裡，妳務必全力以赴。此外，在這 90 天中必須戒除一些舊習慣。因為，外表想要看起來像個選手，就必須像選手一樣鍛鍊自己！

　　首先妳應當了解徒手重量訓練究竟有哪些無與倫比的優點（金錢面向只是眾多優點的其中之一）。我們在許多健身房裡見到的傳統器材是把個別肌肉分開來鍛鍊，然而我們在日常生活中絕不會用那樣的方式去使用那些肌肉。這些訓練採取的動作流程往往脫離現實。不妨想想看，妳最近什麼時候趴著身體把雙腿折起來？或許妳有朋友會定期上健身房，而且十分迷信那裡的器材。她們或許大惑不解，妳為何不採用同樣的方法訓練？她們愛說什麼，就讓她們去說吧！最終成果才是最重要的！我要談的並不是只有外表的改變，還包括了時間的成本效益。

　　徒手重量訓練是以我們日常生活中的動作為導向，每一項練習都能讓妳變得更有力、更結實，尤其是核心肌群（其重要性再怎麼強調都不夠）會變得更強健。

　　舉凡有系統地做訓練的人，不僅可以增長及改善自己的肌力、爆發力與肌耐力，強化自己的心肺耐力可以培養出速度、協調性、平衡感及柔軟度。妳的行動會更有力、更優雅，步態會更挺拔，身體會更結實、更有耐力，外型也會更美觀。因為有件事你我都很清楚：我們健身並不只是為了求心安，或是為了健身而健身；我們健身，是為了擁有更美好的人生。

　　做過《妳的身體就是最好的健身房》的人都了解，健身是要讓我們變得更有生活能力，不是喪失能力。因此，健身必須貼近日常生活的各種挑戰，貼近我們每個人各自的初衷。

　　任何地方都可以練，無論是居家、出差或度假，室內或室外。無論走到哪，妳的個人健身房就在那裡。我這套訓練計畫包含許多練習，可適用於不同的體能等級。連我的阿嬤都能用雙手撐在桌邊做伏地挺身。妳是說，這聽起來未免太過簡單？

　　高級進階的女性運動選手會把雙足跨在椅子上做伏地挺身，其他練習也可利用同樣道理來改變練習難度。也許妳正在想：可是我每週還要慢跑三次呢！或者妳有認識的人，為了自己的身材與健康去慢跑。好，不論妳要甩脂，還是要讓身體結實強壯，或是兩者都想達成，我可以告訴妳：傳統的耐力訓練在這方面根本完全比不上高強度的肌力訓練。

　　耐力訓練甚至會讓身體專注在建構最小最少的「慢縮」肌纖維，由於效能的

緣故，反倒因此忽略了較大較強的「快縮」肌纖維（因為身體會認為「快縮」肌纖維對於固定的耐力負擔完全派不上用場）。這樣的結果在專業長跑選手身上最顯而易見；他們雖然身材大多很瘦，可是卻一點也沒有型（簡直是骨瘦如柴）！事實上，「非常瘦」並不代表「非常美」。

舉例來說：要維持一公斤肌肉，身體每天需要 20 大卡。如果妳想額外增長並維持兩公斤肌肉，這些肌肉每個月會消耗約 1200 大卡。無論妳有沒有在訓練，這些肌肉就是會消耗掉這麼多熱量。

在這 90 天挑戰裡，妳將要做間歇式的訓練，有別於某些健身房會員要爬過一項一項的練習，我們將以短暫而高強度的單元來訓練。這些單元歷時 15 到 25 分鐘，其中會穿插滿載的負荷與短暫的休息。這些訓練不僅會挑戰妳的肌肉，更會挑戰妳的循環系統。為何要採取間歇式訓練？因為我們希望時間能最妥善地運用，並且獲得最大的成效。我們不做無用與次要之事。間歇式訓練可以燃燒大量的卡路里，相較於其他形式的健身訓練，它能更迅速、更妥善且更有效地達成有益身體組成的轉變。沒錯，這樣的挑戰很艱鉅，然而時間效益將會說明一切。我可以大膽說一句：其他的訓練形式都不能讓妳的汗水獲得更多的成果！乍聽之下是否覺得有點困難，有點不尋常？我在前面說過，在這 90 天的挑戰裡，妳必須改變自己的觀念。

風靡全球的徒手重量訓練

我的第一本書發表於 2010 年（當時還是由我自行出版）。《你的身體就是最好的健身房》很快便獲得熱烈迴響，連同後來的女性版《妳的身體就是最好的健身房》，光在德語區就賣出 50 多萬冊，其他國家也陸續推出了不同語言版本。截至目前為止，這系列的書籍與 DVD 已被翻譯成 13 種語言，全球各地熱賣了上百萬套。這套 90 天挑戰計畫為徒手重量訓練開啟一個新篇章，強度與效率更勝以往！

間歇式訓練有另一項優點：碳水化合物是練習過程中的能量來源，在完成練習後還會繼續長時間地燃燒脂肪，這便是所謂的「後燃效應」（after-burn effect）。這也會大舉推進身體的調適措施：肌纖維會修補和組建、肌腱及韌帶會強化、骨質密度會增加、全身的血液流通會獲得改善。

如果想在最短的時間內獲致最大的健身成效，間歇式訓練將是妳通往成功的道路。本書教導的高強度訓練計畫乃遵循最現代化、最具成效的觀念所設計的。從中省下的錢，可以拿來好好犒賞自己。

 Hooya!

在本書裡妳會一再發現訊息補給站「HOOYA！」，裡面的資訊將幫助妳更深一層地認識所述主題，或提供妳一些相關知識。「HOOYA！」是美國一些特種部隊的隊呼，源自於印第安人，意思是「我還要！」。印第安人在作戰前會高呼「HOOYA」，藉此向敵人昭示自己必勝的決心。後來許多特種部隊承續了這樣的呼吼。

女人為什麼要訓練

或許妳這輩子已聽說過許多與女性健身有關的無稽之談。現在請妳按下重置鍵，我們還是一切從頭開始好了！

有效的體能訓練（也就是旨在改善身體組成、心肺耐力、平衡、協調性、柔軟度等各方面）是高強度訓練，因此會十分艱辛。健身業者一再行銷女性做柔性訓練，無非是帶有性別歧視的胡鬧，因為在訓練方面，女性身體和男性身體在運作上其實沒有多大的差異。事實上，的確有許多女性在做訓練的時候從不流下一滴汗水。她們一心希望，迷你啞鈴多舉幾次，健身腳踏車踩久一點，或是做做容易讓人睡著的彼拉提斯，就能讓自己的身材達標。她們之所以會這樣訓練，無非就是聽信了某些搞不清楚狀況或想騙錢的人的謠言。這麼做根本是在浪費時間！

訓練的強度越高，成效就越好。如果能將心力投注在強度上，就能省下許多時間和金錢。因為高強度訓練既不用花太多時間，也不必花什麼錢。

接著我們要來談談這個社會主流的錯誤審美觀。這種審美觀認為：要盡可能苗條、纖細才稱得上美女！每次我聽到這樣的說法都不禁火冒三丈。因為，真正的美麗與真正的健康，其實是強壯且線條優美的身體。許多女性依然熱衷那種荒唐、不健康的審美觀，無所不用其極地減重。瘋狂節食是常見的手段，只不過此舉往往會適得其反，不僅可能會招來「溜溜球效應」，也會平白無故犧牲掉許多人生的享受和樂趣！沒錯，雖然體重確實可能降低，可是身體卻不強健。因此，所有運動和平日挑戰對這些人的身體來說是很大的負擔，因為她們的身體不是靠肌肉來應付挑戰，而是靠骨骼和鬆弛的皮膚。許多人還會做長時間的耐力訓練，藉此盡可能燃燒掉身上的熱量。這完全是在胡鬧！經過全方位訓練的肌肉不僅有助於提升身體的視覺效果，還能幫助女性在日常生活中更有抗壓性與自信心。因為這樣的肌肉會讓皮膚更緊緻，線條更有女人味，因為這樣的肌肉會支撐妳，給妳力量。相信有許多人會同意我的看法：一位訓練過肌肉的女性（順道一提，勿與肌肉異常發達的女性健身選手混為一談），看起來就是比較美！

定期做肌力與健身訓練的原因很多，讓我們從最顯而易見的開始：選手般的美好身材會讓人充滿自信與魅力。結實平坦的腹部、線條優美的上臂、緊實的雙腿，不僅養眼，還對可能的伴侶或性伴侶有很大的吸引力。

相較那些駝著背、無精打采、步履蹣跚的人，那些喜歡自己身體（顯露出隱藏在背後的紀律）的人，往往更能獲得周遭人們青睞。健康、經過訓練過的身體是妳最有價值的資產（而非其他物質財富）。妳挺拔和諧的步態、緊實的肌肉、滿滿的自信，無論身著套裝或是在沙灘上展露身材，都能讓旁人留下好印象；尤其是異性！我要談的絕非是極端類型，而是每個人藉日常訓練便能獲得的選手級苗條身材。

當妳一早在鏡子前見到自己，妳是不忍卒睹地迅速移開視線，還是帶著幾分對自己滿意的心情展開這一天？這同樣也會造成巨大差異。某些人，尤其是未做

過訓練的人，認為這是虛榮心。其實這完全只是基於一個根本需求：人類自遠古以來為因應生活的挑戰，必須更妥善地武裝自己。

事實上背後原因不光是為了好看。把身體練得好，我們便可推斷身體在靈活度與運動機能的培養上超過平均值，循環系統運作良好，有利於預防長期與短期傷病。我常會聽到一些既不做訓練、又不選擇飲食的人說：「我現在只想要享受人生！」每回聽到有人這麼說，我便不禁要想：過了20年，當妳的椎間盤出了問題或是罹患了糖尿病，我們再來說吧！妳要知道，現在妳完成的每一項訓練，都是對未來的投資！

那些有目標、有意義地做訓練的人都曉得，運動不僅要有重點，有時還得讓自己吃點苦頭。他們設定了目標，循序漸進地達成。他們會區別輕重緩急，排定優先順序。聽起來就像是個完美的員工，不是嗎？相信我，妳在面試時是不是看起來精力充沛，結果會有很大的差別！

關於身體的理想狀態就先聊到這裡。也許妳目前正在為減少幾公斤脂肪或改善身材而奮鬥。這也不賴！或許這世上真有些人天生就擁有線條完美的肌肉，可是其他人是歷經鍛鍊才能略有小成。如果妳夠堅決，相信妳也做得到！

也許妳正要參照本書開始生平第一次的訓練，又或者妳在休息了很長一段時間後如今要重拾訓練。這樣更好！因為如此一來，妳可以確定自己不會受某些古怪的訓練方法或昂貴的會員資格所誤。妳可以循著一條筆直路徑直奔目標，也就是說，妳會鍛鍊出實實在在的體能。

「體能」是由多個構成部分共同定義，包括了肌力、爆發力、肌耐力、心肺耐力、速度、協調性、平衡及柔軟度。我的訓練涉及到這整體的所有面向。好處是，只要妳持續用這種全面性的方式訓練，平坦的腹部、直挺的上半身、緊實的雙臂與雙腿等身體變化會自然顯現。

不過，不必給自己太大壓力。沒有哪個行業像健身或健康業一樣充斥這麼多承諾與謊言。別被雜誌封面上那些骨瘦如材或經過嚴格訓練的完美身材女模誤導！那些照片是靠艱苦節食與電腦修圖（每個瑕疵都被修整，每條曲線都被美化）下產生的。我們不僅關心妳的外表，妳的身體機能也是我們關心的重點。

　妳會發現，當妳認真規律地練習，妥善照顧好飲食，充分享受必要的休息，美好的外表、更添自信的魅力、更多活力，以及更為活躍充實的生活，這許許多多一切都會自動出現。

　所以，切勿捨棄正途。是的，我們的社會裡依然對女性存有刻板印象，包括了女人該吃些什麼、該如何訓練、該有怎樣的行為舉止。要打破這些既有觀念，在不同環境裡遭遇難度難免會有差異。無論如何，我們不必羈絆於昨日的觀點。我們要做的是在往後90天裡竭盡所能，全力以赴。我可以向妳保證，成果絕對會令妳滿意！

肌力訓練是這樣運作的

　這本書不是什麼學術論文，但還是該讓讀者稍微了解，肌力訓練基本上會對妳的身體造成什麼影響。茲簡述如下：

　當妳在做訓練時，也就是妳的肌肉組織承受的負荷明顯高於日常程度，這時參與訓練的部位就微觀層面而言會遭受傷害。聽起來似乎不太健康？一點也不會！事實上，我們的身體為了武裝自己以應付往後增加的負荷，不僅會修復肌肉上的細微損傷，還會強化受損的結構。這種現象稱之為「超量補償」（supercompensation）。我們正是要利用這原則，讓肌肉組織變得越來越強。更確切地說，我們就是要強迫自己的身體去適應越來越強的刺激和越來越難的任務。

　我來打個比喻：把肌肉想像成一張紙，鍛鍊肌肉就好比紙張被磨破了一塊。經過訓練後，身體會調適，這時就好比在磨損的地方貼上膠帶。換言之，紙張上的磨損不僅被修補，還得到了強化。這便是所謂的「超量補償」。訓練便是像這樣一步接著一步，慢慢地積累起來。長此以往，妳的肌肉會越來越結實，並且越來越發達。以下是「超量補償」原則的示意圖：

承受高度負荷後接著來一段適度復原，身體會依循「超量補償」原則回應。

如果連續一個月以低負擔、低強度的方式訓練，就算花了許多時間，身體也不會得到任何調適的機會。可惜有許許多多健身房還在教導女性應該那麼做。

心臟循環系統和神經系統也會像肌肉組織一樣適應新的負荷。如此一來，血液的養分運輸和肌肉組織的相互協調等，都會運作得更好。這些不僅只出現在訓練期間，還會不斷延續下去！

我再說明一次：如果妳一週做上幾回30分鐘的訓練，妳的身體在結實與效能方面將取得長足進步，還會讓妳的自我感覺良好。倘若妳主動、積極地練習，妳不可能不喜歡自己。妳會發現，妳的心理健康也一同受益！

90 天挑戰要做的事

也許妳已經參照《妳的身體就是最好的健身房》做過訓練，已經讓自己的訓練變得更有效率。也許妳現在才要開始。無論如何，90天的挑戰計畫將帶給妳全新的刺激，讓妳獲得顯著成效。這一套高強度訓練計畫乃前所未有，在訓練中，妳的身體及效能不僅會從根本上大獲進步，就連妳的心理與妳對健康及健身的知識也將大幅提升！

為何是90天？一方面，這樣的期間不會太長，方便妳將所有心力貫注在訓練計畫上，有始有終地完成。另一方面，這樣的期間也不至於太短，足以讓某些根本的改變在妳的生活中扎根。簡言之，在三個月內，妳將達到妳一生中的最佳狀態，妳將擁有前所未有的強壯、健康和自信。為此我會明白告訴妳，妳需要知道和執行的一切。

妳每週必須訓練三至四回，我會把妳該做的訓練詳細地告訴妳。在不做訓練的日子裡，我們會把注意力轉移到飲食、休養與生活方式。妳每天至少必須完成一項功課（有時還會有額外功課）。完成這所有功課至關重要，因為這是妳和我約定好的挑戰！這項訓練計畫會對妳有所要求，妳不僅得去測試身體的極限，更必須去改變對某些事情的觀念。不過，請容我提醒一句：既然妳為自己弄來了這本書，想必妳定是有心要為自己的人生改變些什麼或達成些什麼。請妳好好把握這個機會，現在就將往後90天留給這場挑戰吧！我會在妳的奮鬥之路上陪伴妳、支持妳。我很清楚，全力以赴地跨越重重難關是什麼樣的感覺。也許在訓練的某一天，妳會很想把這本書扔到一邊，離我離得遠遠地，不做這套訓練計畫。妳在那天大可這麼做。不過，在那之後還是要繼續練下去！

請注意：今日的功課將是明日的習慣！我為妳指出與交代的事，在後續的挑戰期間，甚或在妳一生中，都應當謹記在心！

妳的每週計畫與每日挑戰如下：

第 1 至 4 週

第1天	第2天	第3天	第4天	第5天	第6天	第7天
訓練	知識	訓練	生活方式	訓練	生活方式	休整

第 5 至 13 週

第1天	第2天	第3天	第4天	第5天	第6天	第7天
訓練	訓練	知識	訓練	訓練	生活方式	休整

這13週的挑戰分別有不同主題為重心，各週的主題如下：

各週挑戰一覽表

第 1 週	完美的膳食：如何正確購買食物與進食
第 2 週	盡量喝，但不要熱量！
第 3 週	順利完成每一項練習是妳的目標
第 4 週	睡眠是靈丹妙藥
第 5 週	規劃就是一切：工作與日常生活的正確飲食
第 6 週	度過訓練低潮
第 7 週	抗拒誘惑的方法
第 8 週	用聰明方法給自己獎勵
第 9 週	營養補充品的真實與謊言
第 10 週	妳的生活配樂
第 11 週	健身讓人生充滿樂趣！
第 12 週	永遠愛健身
第 13 週	妳成功了！結訓評量

　　為了能更完善地規劃生活，我建議妳，最好在前一天就預覽下一天的挑戰項目。如此一來，妳就能事先知道明天到底是要做訓練還是要出外採買，從而可以先思考，如何才能最妥善地利用時間。但是，事先預覽多過一天以上的挑戰反倒沒有什麼意義。請妳將心思擺在每天要做的功課上，以自覺、專注、積極的態度去完成。相較於事先便將所有功課了然於胸，每天做一點練習與預習，肯定能讓妳獲得更多的驚喜和樂趣。

　　這場90天挑戰的最終目標是：克服它！代表每一項功課妳都能順利完成。如果妳可以達成這項目標，妳同樣也能達成其他的目標。可以確定的是，妳的肌肉必會增長，脂肪必會減少！

在這 90 天裡，妳要這樣挑戰自己

　　每個訓練單元的結構都相同：首先做暖身運動，接著展開訓練，最後以緩和運動結束。訓練本身不會讓妳有磨蹭的機會。有時會預先準確定好休息時間，有

時妳必須在指定時間之內做完，有時則是當妳做的動作組合及重覆次數達到了一定數量，才停止該項訓練。為了讓每個人都能接受強度適當的練習，並且在這90天當中不至於負荷過度或不足，所有訓練都會劃分成三個強度等級。在接受挑戰的第一天，接著在每週的第一天，之後在每過兩週，妳都可以選擇進階，去完成挑戰性更高的練習。不過，最要緊的是技巧！請妳對自己誠實，唯有當妳以符合要求的完美形式完成了練習，才算是完成了訓練。為了培養柔軟度和協調性，妳不妨在每個第七天額外做一項行動力訓練。如果對某些練習還不是很清楚，妳應該在訓練日的前一晚閱讀練習說明，演練一下動作流程。如此一來，在妳需要時便可純熟地應用。

在最初四週裡，我們每週會訓練三次。如果妳的身體適應得了這樣的負荷，我們就會提升強度。在第5週到第13週裡，我們每週會訓練四次。聽起來很多嗎？妳每次的訓練不會超過半小時。只不過，如果妳在期間度假或出差，練習依然不能中斷！

我很樂意再度重申：這場挑戰會很辛苦，但為了妳的成功卻不得不然！總之，拿出妳所有的本事，別讓我失望！

在這 90 天裡，妳要這樣飲食

女性改善自己身材的目的總是南轅北轍。有人以減少體脂肪為第一考量，有人想讓自己的身體緊實、有型，有人則旨在增長肌肉。在接下來的90天及往後的日子裡該如何飲食，取決於妳個人關心的重點。

大抵說來，從挑戰的第一天起，一日進食五次（更準確來說，按照間隔三小時的節奏，將進食時間劃分成早餐——點心——中餐——點心——晚餐），這樣的方式原則上所有的人都適用。是的，這或許代表妳的飲食方式必須徹底改變。不，這點沒有商量的餘地！我必須不客氣地重申：妳的飲食是左右成敗的關鍵！如果妳吃得不對，就是在阻礙自己成功！從第171頁起可以找到為不同進食時段設計的食譜，另有一些食譜分散在個別挑戰日裡。請妳從每個分類裡找出自己感興趣的食譜。當然，妳也可以另外尋求適合的食譜。至於該怎麼做，我會再告訴

妳。萬一有時妳無法親自下廚,別擔心,我會教妳出門在外時如何正確規劃及選擇飲食。有了這些基本的認識,妳便可以開始接受挑戰。在未來90天當中,妳還會逐步學會妳所需要的相關知識。

我們可以將訓練目的大略分為三種,並以控制飲食的方式(尤其是控制醣類攝取)來達成這些目的。在這當中,我們要優先考慮富含澱粉的馬鈴薯、豆類、水果、稻米與全麥製品等,並且要避免精製的麵粉和糖。以下幾種飲食規劃適用於不同的目的:

減重:在五餐中某一餐攝取一個拳頭大小的碳水化合物。
維持體重/塑身:將兩個拳頭大小的碳水化合物分配於五餐中。
增重/增長肌肉:每天任意攝取大量的碳水化合物。

加入蔬菜或水果的奶昔及蛋白質飲品是最佳的搭配,很適合在挑戰期間,特別在做完訓練後,用來補充重要的養分。因此我建議妳準備好一台攪拌器、果汁機或調理機。如果妳剛好有一台果汁機,那是再好不過!雖說機器清理起來麻煩,但確實相當實用,因為妳可以簡簡單單地將所有蔬果丟進機器裡,輕輕鬆鬆做出香濃可口的飲品。當然,調理機(或至少攪拌器)也可以幫妳製作飲品。如果妳的居住空間不是很大,起碼得準備一台手持攪拌器。

Hooya! ---

近年來,碳水化合物在某些圈子裡逐漸成為人人喊打的不健康食物。對此我想做點說明:沒錯,一般說來,我們的確攝取了過多的糖(它是所有碳水化合物的基石),這確實不是什麼好事。諸如糖並不具備真正的營養價值、容易引發飢餓、容易提高罹患糖尿病的風險等等,都是我們耳熟能詳的理由。然而,身為一個活動旺盛的人,有時我們會需要高效燃料。在這套訓練計畫裡,妳肯定會減少攝取碳水化合物。妳應當盡可能完全放棄糖,以攝取例如富含澱粉的蔬菜或全麥製品等所謂複合式碳水化合物取而代之。在 90 天挑戰開始之前我必須重申一件重要的事:一切全取決於妳的飲食品質! ---

在接下來90天裡，我們將徹底整頓妳的飲食。不過有件事必須說在前頭，因為它在根本上十分重要：如果妳想要訓練成功，就必須攝取足夠的蛋白質！對我們來說，蛋白質與氨基酸（蛋白質是由氨基酸組成）是最重要的養分。如果沒有蛋白質，肌肉的生長、維持及修復將無法進行。此外，若是我們的身體裡缺少蛋白質，我們也將缺乏強健的免疫系統和穩固的結締組織。富含蛋白質的食物不僅十分可口，而且容易給予飽足感，可說是實效性十足。因此妳要記住，往後的每一餐都不能讓蛋白質缺席！

下列這些食物的蛋白質絕對含量很高，每100克中含有：

蛋白粉（源自奶、乳清、蛋）	80-90克	豬肉	20-25克
蛋白粉（源自豌豆、稻米）	約80克	鮭魚排	約20克
酸乳乳酪	約35克	乾製鷹嘴豆	約20克
黃豆（熟）	約35克	熟火腿	約20克
哈茲乳酪	約30克	燻製鯖魚	約20克
鱒魚片（燻製）	約30克	腰果	約20克
燻製生火腿	25-30克	小蝦	15-20克
火雞（雞胸肉）	25-30克	碎牛肉	15-20克
麥麩	25-30克	鴨胸肉	約15克
雞胸肉	25-30克	軟白乾酪	10-15克
乳酪（埃文達、豪達、埃達姆）	25-30克	凝乳（10%脂肪）	10-15克
紅扁豆	25-30克	雞蛋	約10克
花生	約25克	豆腐	約10克
水煮鮪魚	約25克	腰豆	約8克
燻製鮭魚	約25克	豌豆	約5克
牛肉	20-25克	牛乳，優格（3.5%脂肪）	約3.5克

食物中的蛋白質並非全都能被身體良好地轉化成自體蛋白。所謂的「生物價」表明了，氨基酸（蛋白質的成分）非常適合人類的再利用。簡言之，妳的食

物的生物價越高,越有利於身體建構與修復肌肉。雞蛋被用來當作判別食物具有的生物價標準。雞蛋含有的蛋白質,其生物價為100。不過,食材含蛋白質的生物價能藉由混搭食材而提升。這項數值並不代表食物的蛋白質含量,代表的只是食物的可利用性!所以,最理想的情況就是混搭「同時具有」高生物價及高蛋白質絕對含量的食物。

下表例舉了某些食物的生物價及具有極高生物價的食物混搭:

35%雞蛋與65%馬鈴薯	137
75%牛奶與25%麵粉	123
60%雞蛋與40%黃豆	122
70%雞蛋與30%奶	122
80%牛肉與20%馬鈴薯	114
乳清蛋白	110
雞蛋	100
牛肉	92
鮪魚	92
牛奶	88
黃豆	85

表中食物混搭的比例與總重量無關,而是指食物內含的蛋白質比例。舉例來說,雞蛋(每100克含有10克蛋白質)與馬鈴薯(每100克含有2克蛋白質)混搭可以是10克蛋與100克馬鈴薯。牛肉(每100克含有20克蛋白質)與馬鈴薯混搭則可以是100克牛肉與250克馬鈴薯。

 Hooya!

在市場上除了傳統的蛋白粉,還買得到許多其他產品。產品的廠商往往會宣稱,它們正好含有成功訓練不可或缺的氨基酸。為此,他們用色彩繽紛的瓶瓶罐罐去包裝產品,賦予一些華麗的品名。簡單一句話:妳根本不需要這些東西!不如把錢花在別的地方。事實上只要飲食均衡,並且視需要輔以一些中性的蛋白粉,妳就可以妥善獲得所需要的營養。

妳最應當知道的重要問題與答案

訓練開始前，或許妳有一個或很多個疑問。讓我來說明一些最重要的問題！

我熱愛長跑。可是你說耐力訓練其實沒什麼用。我是不是該停止長跑？

不！妳當然可以繼續跑步、騎腳踏車、游泳，或是做一些妳覺得有意思的運動。只要妳樂在其中，儘管去做！我絕不會妨礙妳的熱情。因為走向戶外、用力深呼吸、促進血液循環等對身體都很好。妳最好將自己的耐力活動排在沒有訓練的日子。如果妳已是個進階的運動員，每週至少安排一個休息日。如果妳是初學者，每週至少安排兩個休息日。不過，妳必須明白一點：在減少脂肪、增加肌肉及全面性塑身上，我們的徒手重量訓練要比耐力運動優越許多！此外，跑步可能會讓妳減少肌肉！如果妳的挑戰目的是為了盡可能改善自己的身體組成和體型，妳不妨保留原先的耐力運動。

我真的不想要有粗壯的肌肉。你能否保證我不會練成金剛芭比？

可以！妳的肌肉固然會變強健，但只會凸顯妳女性的好身材。由於女性激素分泌缺乏睪酮，不會導致肌肉異常發達。此外，妳也不會去攝取造成金剛芭比所需的大量營養。所以在外表方面，妳完全不必擔心。

有硬性規定要從星期幾開始挑戰嗎？

基本上，這場挑戰是以七天為節奏，這樣妳的一週作息會有規律，訓練計畫一目了然。雖然妳不必非得從星期幾開始，不過若是情況允許，我會建議妳最好從星期一開始。如此一來所有訓練日都落在週間，妳可以好好利用週末時間做休整。

我還有做其他運動，該如何和 90 天挑戰計畫結合？

請盡可能在沒有安排訓練的日子去做其他運動，或者在訓練日不與妳的運動日重疊的情況下，開始這項訓練計畫。也就是說，只要妳沒有錯過或跳過任何一個挑戰日，我們的訓練總會固定在一星期裡的那幾天。如果妳的狀況相當不錯，只是偶爾會和朋友去打場網球，在某個訓練日裡做一下別的運動也無妨。

不過我還是強烈建議：如果妳是有經驗的運動員，每週至少安排一個休息日；如果是初學者，每週至少安排兩個休息日，在休息日裡除了散步或輕鬆的行動力訓練外，其他一概不允許。即使是頂尖運動員，也必須在訓練計畫中保留一些休養時間。

訓練時該穿什麼樣的服裝和鞋子？

基本上，要穿些什麼沒有硬性規定，只要妳的服裝不妨礙活動。緊身牛仔褲並不適合，運動短褲是不錯的選擇。如果妳在戶外做訓練而此時並非夏季，請妳務必多帶件衣物，當妳做完訓練滿身大汗時可暫時套在身上。至於鞋子，最重要的是能讓妳站穩。如果妳喜歡也可以打赤腳，或是套上一雙舒適的鞋子，都無妨。重點是要有穩定性。

萬一受傷生病了無法做訓練，我該怎麼辦？

為求復原，妳還是要繼續執行我們的飲食計畫。如果妳有足夠的力氣，而且覺得到有活動的必要，不妨抽個15分鐘的時間白天到戶外去散散步、呼吸一下新鮮空氣，也可以盡可能柔和地做我們的行動力訓練（參閱第40頁）。妳應該等到身體狀態恢復到足以全力以赴，再繼續這場90天的挑戰。切記，不要爭強好勝，先把身體養好再回來全力衝刺！

萬一在訓練期間要去度假，我該怎麼辦？

　　妳當然得把這本書裝入行李，毫不間斷地繼續執行訓練計畫！我們的徒手重量訓練走到哪裡都能做。萬一妳去登山、攀岩，每天都吊在繩子上根本無法訓練，這時不妨盡可能維持原本的飲食計畫，整場挑戰則等到假期結束再繼續。如果妳預計要與好友來趟行程全包的假期，妳乾脆在這段期間裡把健身挑戰擱在一旁，不過最好還是設法讓傷害降到最低。如果可能的話，最好還是避免訓練中斷。一旦休息超過兩個星期，這場挑戰就等同於失敗。這意味著妳必須從頭來過。

萬一某一天無法完成必須完成的功課，我該怎麼辦？

　　請妳先誠實地回答自己：為什麼妳做不到？我在某幾天可能會要求妳做些剛開始或許會很不習慣甚至於很不舒服的功課，不過這些功課絕對沒有哪一項是無法完成的！這場90天挑戰裡的每一項功課都是成功的基石，因此妳絕對不能跳過任何功課或訓練日。如果妳無法完成某一天的功課，請妳隔天繼續努力完成！容我提醒妳：唯有成功地完成「每一項」功課，才算是通過挑戰！只有在例外情況下（我指的是真正的例外，例如妳去爬了12個小時的山，或搭了一整天的飛機），可以將某個訓練日與沒有安排訓練的隔日相互對調，如果這麼做可以方便妳執行既定行程。不過請注意，切勿接連三天都在做訓練！

我不是很有耐性，急著想要成果。請問何時可以見到初步訓練成果？

　　妳不該每天站在鏡子前打量自己，更不該每天量體重。基本上在訓練兩週之後，妳才會感覺到自己的生活感受和體態出現了一點初步變化（尤其是初學者）。這時妳也會感覺到自己的肌肉結實了一點。大約過了一個月後，外表便會有明顯改進。當然，這一切都要看妳在訓練、飲食和休整這幾方面是否都遵照指示內容確實執行。

我有運動舊傷或身體某些部位活動受限，我該做何考量？

請找醫生問清楚，妳是否能夠做肌力訓練或在哪些條件下可以做。關於這一點，我完全無法幫妳決定。如果妳的身體嚴重受限，妳將很難通過這場挑戰，因為所有練習終究需要全身配合才能完成！

我懷孕了（或正在哺乳期），我也可以挑戰嗎？

基本上，在懷孕期間同樣可以訓練，只不過還是要以醫生同意為前提，而且妳也必須徵詢醫生的意見，看看什麼階段可以做什麼樣的練習。如果妳有強烈意願要在懷孕期間完成90天挑戰，最晚請在懷孕前三個月開始。如果能為自己準備一本《妳的身體就是最好的健身房》，用比較溫和的方式訓練，那會更好；畢竟妳的身體如今還要照顧一個小寶寶。如果妳在哺乳期，我完全不反對妳來參加挑戰（不過，同樣要以醫師同意為前提），尤其是已經奠定健身基礎的人。若有疑慮，不妨先從《妳的身體就是最好的健身房》中強度較低的訓練做起，直到妳可以規律睡眠並從中獲得必要的復原力，再來參與這項挑戰。

我該在幾點做訓練？

許多人選擇在下班後有固定時間訓練，但是最好選在妳累癱在沙發上之前。只要時間許可，妳也可以早起做訓練。在這問題上大可做點實驗，身體會告訴妳，它在哪個時間會有最佳表現。經過第一週、第二週，最遲到第三週，妳就會培養出固定的訓練時間，把訓練輕鬆融入妳的每日計畫。

我該如何把這場挑戰和別種徒手重量訓練計畫結合？

做我設計的這套挑戰就完全不需要做其他的健身計畫。如果妳雄心壯志想要增加更多訓練就要注意，每週務必保留兩天或至少一天休息！

我很愛運動，已經在做肌力訓練。但是在做某些徒手重量訓練的練習時，我卻覺得自己像第一天上陣的初學者！是我的錯嗎？

或許妳一點也沒錯！鋼琴彈得好的人，小提琴未必拉得一樣好。學習新樂器往往需要點時間才會上手，學習90天挑戰裡的練習也一樣。特別在柔軟度方面，全然迥異於一般的健身訓練。值得慶幸的是，我們的練習會比學小提琴更快上手。

我有很長一段時間沒運動，覺得連初階的練習都很難。我還能接受挑戰嗎？

是的，絕對可以！如果在訓練過程中覺得身體需要休息，請妳儘管休息。如果某些訓練需要超過30分鐘才能完成，也請妳多花點時間。重要的是妳開始接受挑戰，全力以赴地做訓練。如果肌肉在達到訓練設定目標前已經完全沒力，就算再多做一下也不行，這時妳不該懊惱自己，反而要為自己能奮戰到此地步感到驕傲！妳會發現，只要堅持下去，能力一定會逐步改善。

我吃素，該如何配合本書指示的飲食方法？

如果妳吃的是奶蛋素：在食譜裡同樣能找到一些可根據自己喜好仿製的素食餐點。重點是，妳就算沒有吃肉類和魚類，同樣能攝取充足的蛋白質。

如果妳吃的是全素：我無意對妳的飲食方式不敬，不過，吃全素並不利於這場90天挑戰。因為沒有攝取動物性食物，妳將缺乏許多有效肌力訓練所需的營養。如果可能的話，我建議妳調整蛋白質的攝取，配合挑戰調整飲食。此外，在本書第181頁能找到營養豐富的全素冰沙食譜。

乳糖不耐症者可以用豌豆與米蛋白粉取代奶蛋白粉。在常見的超級市場裡已經買得到無乳糖的牛奶凝乳。

計畫開始前的自我檢視

在正式開始挑戰前，我們必須先解決幾件事。第一件事，妳必須有計時器幫助妳測量時間與遵守時程。大部分的智慧型手機都有這樣的功能。只要妳高興，也可以準備一只傳統的碼錶。此外，請妳在訓練時身邊帶一本筆記本，最好還能準備一本小月曆（如「自我挑戰成功日誌」），把自己的練習時間和次數準確記錄在上面。

第二件事，開始訓練計畫前要確認妳目前的狀況。為此，請妳僅身著內褲對著鏡子為自己照張相。重點：這張照片必須忠實呈現妳目前的樣貌。在這前提下，照相必須避免光線因素造成的錯覺，因此最好在室內拍攝，光源要從上方直接照射。

如果妳願意，不妨也站上體重計量體重，但我們並不會非常在意妳在體重計上見到的數字。為什麼？我以後會解釋理由給妳聽。如果妳的主要目標是減少脂肪，就別去量體重，去找一件目前穿起來合身的褲子。在挑戰結束時，這件褲子可以用作「對照組」。要確認訓練前狀態，最簡單的方法莫過於捲尺：量量自己的腰圍（以肚臍為準），把數值記下。

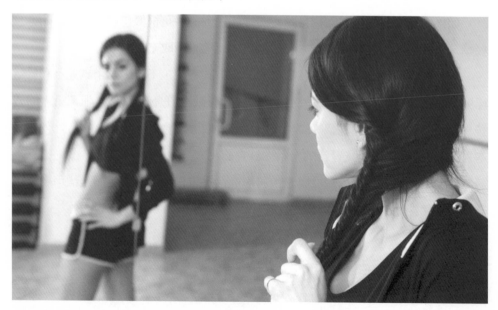

妳知道自己可以做幾下深蹲？做棒式（肘撐）可以維持多久？請妳試著做做看，確認自己到底可以做幾下。還有件很重要的事：請妳描繪一下自己現狀的全貌，無論是妳的日常生活還是健康情況。我在下面要問妳一些問題，請妳誠實作答，但是把答案保留到挑戰結束。我們會回過頭來檢視！

- 妳認為自己平日的活力有多高？妳是否覺得在工作與閒暇時都能吃苦耐勞？妳的本性是偏向積極還是消極？
- 妳是否睡得好，每天早上起床總是朝氣蓬勃？或是妳比較喜歡賴床？
- 妳的身體在本能上渴望哪些食物？妳是否每週吃多次速食或冷凍食品？
- 面對他人時，妳是否感到自信與強大？或是會感到不安與害羞？
- 必須做決定時，妳是否常常猶豫不決？是否常常會推辭那些自己不喜歡的事？
- 是否因為在辦公室工作久坐而背痛？
- 妳的自然體態是直挺的還是彎曲的？
- 妳是否能刻意地去運動小肌肉與肌肉群？
- 妳是否好動，而且規律地做運動？還是妳經常無所事事待在家裡？

挑戰計畫

第1天到第90天

第 **1** 天

我已經等不及要和妳一同迎接這90天的挑戰！妳已知曉所有最重要的訊息，現在妳躍躍欲試。從今天起盡情揮灑汗水，分泌腦內啡！我們先從妳的評量訓練開始吧！

今日訓練：評量

暖身運動（第 138 頁）

第 1 級：每項練習4個回合

1. 撐體搖擺（第 141 頁）　　目標：每回合 25 下
2. 讓我進去（第 150 頁）　　目標：每回合 12 下
3. 後弓箭步（第 160 頁）　　目標：每回合 12 下（每邊 6 下）
4. 窄式三點雙腿交叉（第 146 頁）　　目標：每回合 12 下（每邊 6 下）

　　請依次完成每項練習 4 個回合，在練習過程中，每做 30 秒鐘就休息 30 秒鐘。請計算確實完成的次數，並在每個回合完成後記下。

　　如果妳在每個回合都能達到規定的次數，就可以在接下來的訓練裡晉升到第 2 級的訓練；如果不能，就維持在第1級的訓練。

　　「動作確實」是重要的判斷標準。請對自己誠實！不確實的動作不算數。如果妳的肌力夠，可是在協調性、平衡與柔軟度方面仍不足以完成一次練習，那麼請繼續維持在第 1 級的訓練。

緩和運動（第168頁）

 Hooya! ---

　　或許迄今妳從未將訓練和競爭連結在一起。當然，在我們的訓練計畫裡，妳無須去對抗其他的女性。不過妳得迎戰自己！因此，妳的要求必須是永遠好過昨天的自己。------------------

我的秘訣

　　請注意呼吸要規律；在對抗重力時吸氣，反之則呼氣。切勿習慣在負重時憋氣。那不僅會讓你面紅耳赤看起來不健康，而且身體也需要充足的氧氣供應。

第 2 天

想必妳今天還想繼續練習！阻止妳實在非我所願。然而，成功的訓練並非只有操練，相關知識同樣不可或缺。關於這一點，請妳也放心交給我。所以，請注意了！

今日功課：完善自己的飲食！

真正的健身與健康有許多支柱。如果飲食不正確，妳將無法一如所願地減重、增重，或讓身體線條分明。如果妳不給身體充足的時間復原，會阻礙自己身體的發展。還有，心理和動力也扮演著重要角色。因此，除了全力以赴地練習，我還期待妳下定決心放棄舊有、不健康的生活方式，給新的生活方式一個機會。妳一開始肯定會懷疑，但心中想必也充滿好奇。也許妳該與某些與女性運動飲食相關的知識說再見。切勿扯自己的後腿！因為我已經跟妳解釋過：我們一同挺過這90天挑戰的原因，並非是為了讓妳能多做幾下伏地挺身；我們之所以要通過挑戰，是為了讓妳能在往後人生中達成更多目標。這一切的前提是：具備強健的身體，擁有警敏的心靈。

請妳仔細閱讀下一頁文章，在接下來的90天挑戰裡，徹底落實其中所講述的飲食準則。

額外功課

準備一本便條本或小冊子，用來在日後寫下飲食日記。這樣會更容易控制自己的蛋白質攝取。

 Hooya! ---

妳肯定在女性雜誌上見過這樣的標題：「XY 減肥法讓妳在 4 週內瘦 5 公斤！」短時間內極端減肥很愚蠢。恆久一貫的飲食方式才是唯一真正能幫助我們獲得且維持運動員身材的方法。當然，還要搭配持之以恆的肌力訓練。---

完美的膳食

　　妳是否曾經見過有人在開車去度假前，先把廢油加進自己車子的油箱裡？從沒見過？這不奇怪！因為開車最好要加汽油。類似道理也適用於我們的身體：燃料的價值越高，效能越好。換句話說：沒有正確飲食，再好的健身計畫也不會奏效！

　　從現在起，妳必須將兩件事銘記在心：多喝水，多吃蔬菜。這是健康飲食的基礎。

　　還有一件同樣十分重要的事：攝取充足的蛋白質！妳可以從肉類、魚類、家禽、海鮮、蛋、堅果等食物獲得較多的蛋白質，奶製品和豆製品也含有少量蛋白質。蛋白質和氨基酸（蛋白質的成分）是我們的重要養分，身體需要它們來增長與修復細胞。簡單來說，這意味著沒有蛋白質，肌肉便無法運作，身體也無法變得更緊實或更為線條分明！

　　以下標準值可以當作參照依據：為維持理想體重，每公斤體重每日所應補充的蛋白質不得少於 1.5 克（而且不可超過 4 克，因為已超過人體可利用的限度）。例如體重 60 公斤的人，每日應攝取 90 克蛋白質，而且最好是分配在五餐裡。100 克的魚類、肉類、家禽或海鮮含有大約 20 克的蛋白質，一顆蛋大約含有 7 克。

　　從現在起，蛋白質將成為妳每一餐的基礎。妳在吃之前要先問自己：這裡頭究竟含有多少蛋白質？在超市裡要閱讀食物成分及營養標示，弄清楚食物的蛋白質含量；要養成這個習慣。

　　我們不需要的是那些不必要的糖裡含有的劣質碳水化合物。這些廉價、空洞的熱量會玷污我們的食物，不但會讓血糖像坐雲霄飛車一樣高高低低，更經常會讓我們被強烈飢餓感襲擊。就每日飲食分配而言，根據妳個人的目標，早餐相較於其他時段可允許攝取較多的碳水化合物。請注意，從被假定為健康的果糖到蔗糖一直到麥芽糖，醣擁有許多不同名稱。相對的，聲名狼藉的脂肪卻始終只有一個名字。相較於碳水化合物，脂肪對我們身體的生存至關重要。在脂肪中，我們應該優先選擇不飽和脂肪。脂肪可以帶來飽足感，避免我們在進食後很快又感到飢餓。妳主要可以從堅果中攝取所需脂肪，油脂、蛋類或富含脂肪的魚類也行，偶爾也能從乳酪攝取。請注意，切勿食用人工、氫化的脂肪，它們多半出現在以工業化方式大量製造的加工食品和油炸食物裡！

　　從現在起，妳在購物時千萬別再先去關注產品的華麗包裝，應當立即去檢視食物的成分和營養價值。妳該優先考慮購買富含蛋白質與優質脂肪的食物。相對的，請把富含醣類的食物擱在一邊。至於蔬菜，就隨妳的意大買大吃。

　　我不希望妳變成一台活的卡路里計算機！如果食物的質是對的，其實不必過於擔心量的問題。妳也無須去計算維他命與礦物質。只要飲食均衡，妳原則上就能攝取到足夠的營養。

　　在本書後面（自第171頁起）可以找到一些三餐及點心的食譜。我建議妳，至少在剛開始的階段完全照食譜飲食，或是用來調適飲食習慣。一旦妳對這飲食計畫已全部了然於胸，就可以著手研發妳自己的食譜。

第 **3** 天

今天的計畫是做第二個訓練。我們已經有個好的開始！肌肉還會疼嗎？先不要管肌肉疼了。最遲到第三週，妳的身體便能完全勝任，訓練完隔天就不會再感到肌肉痠痛。我們繼續做下去！

今日訓練：作品
暖身運動（第 138 頁）

第 1 級：4 輪

1. 蠍子高踢（第 143 頁）
2. 殭屍深蹲（第 162 頁）
3. 窄式三點雙腿交叉（第 146 頁）
4. 跳傘式（第 152 頁）

第 2 級：5 輪

1. 蠍子側踢（第 144 頁）
2. 囚犯深蹲（第 163 頁）
3. 肩寬式三點雙腿交叉（第 147 頁）
4. 雙臂 T 字跳傘式（第 153 頁）

請先從第一項練習做起，每項練習先做 45 秒（雙邊練習要在某一邊做完一下後換邊繼續），接著休息 15 秒，然後改做下一項練習。請根據自己的等級做 4 或 5 輪練習；一輪等於完成所有練習。請試著保持速度穩定，在訓練的 45 秒裡不要中斷。練習完成後，請記錄下在最後一輪中，每項練習各重複了幾次。

緩和運動（第168頁）

我的秘訣

不妨在每回訓練結束後喝杯低脂奶昔，蛋白質有益於身體增長與修補肌肉。升糖指數高的糖在這種情況下有助於為妳儲滿能量。在飲食計畫裡，奶昔可以取代訓練後的正餐。

訓練後飲用慕尼黑騾子健身奶昔

每份含有約 25 克蛋白質

1 塊薑（視辣度而定，不超過拇指大小）
2 顆蘋果，半條黃瓜
2 湯匙中性蛋白粉或 150 克低脂凝乳
如有必要，可加一點水稀釋

將所有材料放入調理機或用攪拌器打勻！

第 4 天

妳的筋骨還因為頭兩回的訓練而隱隱作痛？別被肌肉痠痛嚇著了！妳應該為自己感到驕傲，因為妳已跨出改變人生最重要的一步！現在就讓我們一起鼓起熱情，迎接接下來的功課！

今日功課：聰明購物

　　妳肯定經常去購物，也有一套自己的購物習慣。不過，我們現在得要打破妳的習慣！超級市場裡匯集了千百種誘惑，因為食品集團的行銷部門使出了渾身解數販售商品！然而從現在起，妳必須看清那些華麗外表背後的真相，別再讓食品工業把妳耍得團團轉。當妳今天去購物時，務必弄清楚，自己手裡拿的究竟含有些什麼東西。蛋白質、蔬菜和優質脂肪，這些才是我們要的。此外，產品的原料清單越短越好。如果某項產品的原料清單足足可以組成半個化學實驗室，切勿把它放進妳的購物車裡！我們也不需要增味劑；請特別提防那些含有味精或看似無害的酵母抽取物食物。從現在起，妳應該買回家的食物是這些：每天至少要有三份蛋白質（其中可包含凝乳或軟白乾酪），以及至少三（大）份蔬菜。妳不該買「空洞的」碳水化合物、工業化大量生產包裝的糕點、糖果與零食（如洋芋片）回家。請妳睜大眼睛看清楚，切莫被包裝上的任何飲食建議誤導。那些東西對我們的目標沒有一點用處。

額外功課

　　購買魚類、肉類與源自奶製品的蛋白質各一種。蛋白質的來源越多元，對妳越有益。順道一提，牛乳有很高的營養價值，我們將它視為食物，不是飲料！

速成點心

每份約含 20 克蛋白質

1 根香蕉
1 盒（約 150 克）軟白乾酪
1 茶匙肉桂

將所有材料放入小碗裡拌勻。開動！

 Hooya!

　　最好用自然的方式補充蛋白質。有時這並不容易，因此可利用蛋白粉。蛋白粉的蛋白質含量應超過 80%，最好能超過 90%，而且要含有乳清蛋白。這樣的蛋白粉很適合用來製作訓練後飲用的奶昔。其成分列表越短越好，而且應當盡可能不含化學添加物。

第 **5** 天

第三回的訓練在今天登場！想必妳已經鬥志昂揚，要在每項練習中盡可能獲得最好成績。當妳確實一切都做到了，請好好享受那美妙的感覺！妳會發現，連訓練後吃的點心和菜餚也都變得分外可口。

今日訓練：騷動

暖身運動（第 138 頁）

第 1 級：16 分鐘

1. 後弓箭步（第 160 頁）　8 下（每邊 4 下）
2. 窄式三點雙腿交叉（第 146 頁）　6 下（每邊 3 下）
3. 羅馬尼亞式單腳硬舉（第 157 頁）　8 下（每邊 4 下）
4. 讓我進去（第 150 頁）　6 下

第 2 級：20 分鐘

1. 側弓箭步（第 161 頁）　6 下（每邊 3 下）
2. 肩寬式三點雙腿交叉（第 147 頁）　6 下（每邊 3 下）
3. 雙臂T字羅馬尼亞式單腳硬舉（第 158 頁）　8 下（每邊 4 下）
4. 雙足前置讓我進去（第 150 頁）　6 下

請做適合自己等級的練習。依照先後順序，在完成指定的次數後，換做下一項練習。盡可能在指定時間內完成多次練習。妳隨時可以休息，不過，請盡可能不要中斷練習，休息的時間也切勿過長。在訓練結束後，請記錄一下完成整輪練習的次數。

緩和運動（第 168 頁）

我的祕訣

萬一妳必須休息，不妨用力做兩、三次深呼吸，緊接著繼續訓練。相較於訓練到精疲力竭再來長時間休息，不如採取頻繁且短暫的休息。

第 **6** 天　如果妳在過去幾個月裡沒做什麼運動，今天妳肯定會覺得頗有壓力。事實上也該如此！這場90天挑戰可不是養生課程。切記，現在妳投資的一切，最終必定會給妳回報！

今日功課：先做盤點，接著清理

　　我們的目標是為妳的飲食奠定最好的基礎。這意味著正確地採買，在家中儲備正確的食物！今天就請妳檢查自己的冰箱、櫥櫃和其他祕密藏東西的地點，清查妳在家裡窩藏了哪些食物。從今天起，糖果、零食、洋芋片、酒，以及像麵粉製品之類無營養價值的碳水化合物等，都必須列入飲食黑名單。妳不妨將這些東西送給愛好此道的人，將碳水化合物藏在置物架深處。改變飲食習慣完全與自虐或掃興無關！簡單來說，我們只是（再次）教導妳的身體，什麼東西對它好。無非就是優質的動物性蛋白（最好是來自本地生產）、奶製品、油脂、原味堅果、香料（我指的是真正的香料，如胡椒或肉桂等，蕃茄醬不算！）藥草和（想必妳已猜到）蔬菜，而且要多多益善！

 Hooya!

　　脂肪（每克9大卡）比蛋白質或醣類（每克4大卡）含有更多熱量。然而相對於醣類，脂肪卻更為必要，更是維生所不可或缺。脂肪不僅容易給我們飽足感，多半還相當可口。雖然低脂飲食的人數始終居高不下，可是他們的做法卻與健康飲食和有益的營養攝取無關，無非只是在做和卡路里的數學題。我們不關心那些數字，我們關心的是品質。脂肪的品質無可爭議。

我的祕訣

　　牛肉乾是適合隨身攜帶食用的優良蛋白質來源。不過請注意，某些製造商會添加一些完全不必要的增味劑！如果妳不吃肉，不妨試試素食小香腸（請注意，蛋白質含量要高，碳水化合物含量要低）。

第 **7** 天

妳已經熱過了六天外加三回訓練。做得好！這個訓練計畫一點都不輕鬆，可是妳沒有放棄，所以值得好好休息兩天。這並不代表我們將無所事事。雖然今天妳不需要把自己操到精疲力竭，但還是得做點有益的事。

今日功課：休整——去做做三溫暖或蒸氣浴

在這 90 天挑戰的第一週裡，也許妳已改變了許多過往生活的習慣。不管怎樣，妳一定努力做了訓練。既然身心俱疲，必然要放鬆身心。在附近找個附設三溫暖的游泳池，花兩、三個小時（之前之後都不要安排重要行程），去做做三溫暖、蒸氣浴或 SPA，讓自己放鬆一下！當然，妳能全力挺過 90 天挑戰十分重要（我也別無所求！）。然而對於訓練的成功，甚或人生的成功，安排一些恢復精力的階段也十分重要。事實上肌肉並非在承受重負時增長，而是在像今天這樣的休養中。正是現在，妳的身體正在為妳變得更強壯。請妳支持自己的身體；當然，別忘了也要正確飲食！

行動力訓練

不妨在每天起床後和上床前做一下行動力訓練。我們可以將一般訓練中的暖身運動（第 138 頁）與緩和運動（第 168 頁）當成行動力訓練的練習。請注意，練習時動作要緩慢而確實！不必太過用力，不過要專心，並且放鬆心情。

    1. 四足跪地轉腿　10 下（每條腿 5 下）

    2. 側臥旋肩　10 下（每邊 5 下）

    3. 四足跪地轉下犬式　10 下

    4. 手臂高舉單膝跪地　10 下（每邊 5 下）

    5. Z 字拉伸　每個姿勢與每邊維持 20 秒鐘

    6. 坐姿分腿側拉　每個姿勢與每邊維持 15 秒鐘

    7. 蠍子拉伸　每個姿勢與每邊維持 20 秒鐘

 Hooya! --

男性在肌力方面的問題較小，柔軟度的問題較大。女性則正好相反。但是這並不代表妳就可以輕忽行動力訓練。無論是在肌力訓練還是在柔軟度訓練，請妳都要認真做！------------

第 8 天

雖說休養對於妳和身體十分重要，但是也不能於耽溺！今天我們又要來挑戰極限！妳已經在第一週見識過這項練習，因此可以把焦點完全放在自己的表現上。

今日訓練：評量
暖身運動（第 138 頁）

第 1 級：每項練習4個回合

1. 撐體搖擺（第 141 頁）　目標：每回合 25 下
2. 讓我進去（第 150 頁）　目標：每回合 12 下
3. 後弓箭步（第 160 頁）　目標：每回合 12 下（每邊 6 下）
4. 窄式三點雙腿交叉（第 146 頁）　目標：每回合 12 下（每邊 6 下）

第 2 級：每項練習 5 個回合

1. 肘撐搖擺（第 142 頁）　目標：每回合 25 下
2. 雙足前置讓我進去（第 150 頁）　目標：每回合 12 下
3. 側弓箭步（第 161 頁）　目標：每回合 12 下（每邊 6 下）
4. 肩寬式三點雙腿交叉（第 147 頁）　目標：每回合12 下（每邊 6 下）

　　請根據自己的等級依次完成每項練習 4 或 5 個回合，在練習過程中，每訓練 30 秒鐘就休息 30 秒鐘。請計算實際完成的次數，在每個回合完成後記下。

　　如果妳先前一直在做第 1 級，如今每個回合已經都能達到規定的目標次數，接下來便可調升到第 2 級；如果不能，就還是維持在第1級。如果妳先前一直在做第 2 級，如今每個回合已經都能達到規定的目標次數，接下來便可調升到第 3 級；如果不能，就還是維持在第 2 級。

緩和運動（第 168 頁）

我的秘訣

　　這些訓練的設計，能讓妳在每項練習的每個難度等級中超越極限。這一點十分重要！當然，動作確實也很重要；這一點我要不厭其煩地再三叮嚀。請不要因為自己長時間無法晉級而懊惱，應當全力以赴、穩步向前！

又度過一次艱難鍛鍊，今天我們要來學點理論。妳比較想要做訓練？很高興聽妳這麼說，態度不錯！我向妳保證很快就會再上場挑戰，只不過今天得來點頭腦體操！

今日功課：反省一下妳的飲水習慣！

身為女性的妳，要擺脫健身與健康產業的行銷花招並不容易。不信的話，隨便去翻翻任何一本健身雜誌或女性雜誌吧。生意人總會告訴我們，服下這些藥劑或喝下這些飲料，就能不費吹灰之力迅速地讓身材苗條。對於水分補充，那些宣稱的神效簡直是無稽之談，許多健身房甚至會鼓勵會員加入他們的飲料方案，讓會員每個月多付一點錢去買糖水喝。我們在每間超市裡都可以見到許多藥片和運動飲料，售價正如其宣稱的效果，同樣令人咋舌。不少大廠很清楚當前趨勢，動輒為產品冠上一些「維他命」的美名。別相信那些鬼話！訓練成功的關鍵始終在於認真地訓練，有紀律的飲食意志。說到喝，其實一點也不難。我在下一頁會告訴妳什麼對妳有益，什麼最好別去碰。

額外功課

請製作一張清單，列舉出妳經常飲用的飲料。然後拿這張清單和下一頁陳述的準則做比較。

我的秘訣

除非妳想大舉增重，否則現成的蛋白飲品或蛋白棒（所謂的塑身棒）大多一點用也沒有，泰半只是威力強大的蜜糖炸彈。自己動手做是比較好的選擇，如此一來，妳還能自己決定奶昔裡加什麼料。

盡量喝，但不要熱量！

我承認，要做到完美膳食不容易，當我們出門在外無法親自準備餐點時特別難，因此妳一定樂於聽到喝水比較容易解決。從現在起，除了某些例外（我稍後會解釋），妳就只能喝水！標準為每日三公升，不要再喝其他飲料攝取多餘的熱量，更不要攝取甜味劑。萬一妳真的很想喝，就以低卡飲料解饞！

汽水是這個社會裡為禍最烈的肥胖製造者。沒有人會把糖一匙一匙鏟進自己嘴巴裡。可是當糖溶在液體中，這件事就不難了。半公升的可樂或檸檬汽水含有 50 克的糖，根據飲料配方不同，大約可換算成 15 至 20 顆方糖。粗略來算，半公升汽水含的燃燒熱大約為 200 到 250 大卡。我之所以刻意點出燃燒熱，是因為這些飲料除了熱量以外，什麼營養價值也沒有。儘管如此，許多人還是樂此不疲地將那些超大瓶汽水從超市一箱一箱載回家。

有問題的飲料還包括果汁。商家經常喜歡用販售健康的方式來行銷。飲用果汁其實並不健康──嚇壞妳了吧！在妳眼前（最好是由妳親手）新鮮榨取的果汁或許可算例外，不過就連鮮榨果汁也會供給不必要的熱量。主要是因為為延長保存期限，所有陳列在超市貨架上的果汁都會經過高溫殺菌處理，此舉有害於水果原本含有的維他命，尤其是維他命 C。為此，商家往往會在高溫殺菌後再添加人工維他命；它們的效益和與人體的相容性至今仍令人存疑。既然天然、原始的果汁要好上許多，為何要喝假果汁呢？因此，新鮮榨取的果汁是可以容許的例外。

至於近來在市場上攻城掠地的冰沙：親手製作的新鮮冰沙不

水對維生非常重要，每日最好攝取三公升的水。

失為正餐間的美味點心。不過遺憾的是，妳在坊間買到的冰沙同樣是廢物。同樣的原則在這裡也適用：當妳見到「高溫殺菌」的字眼，還是少碰為妙。

當然，我們少不了也得談談飲酒。對此我只能明白告訴妳：在整場挑戰期間妳必須滴酒不沾！我無意在此和妳討論喝酒是種享受，能否為我們提升生活品質。這是套高強度的訓練計畫，在這段期間裡必須供給身體真正有益的東西，酒並不屬於這個範疇。除此之外，無酒精啤酒及各式各樣的運動飲料都是挑戰期間的禁忌。

至於牛乳，它營養豐富，但是並不解渴，誠如我先前提過，從現在起別再把牛乳當飲料，應該當它是食物。

今天要介紹一套新的練習！名字叫暴君。聽起來挺刺耳吧？難道妳覺得叫蒲公英或棉花球會比較好嗎？就是嘛，強度才是我們要的！暴君肯定會給我們帶來強度。

今日訓練：暴君

暖身運動（第 138 頁）

第 1 級：5 輪

1. 肘撐抬臀（第 148 頁）　　10 下（每邊 5 下）
2. 殭屍深蹲（第 162 頁）　　20 下
3. 撐體搖擺（第 141 頁）　　30 下
4. 羅馬尼亞式單腳硬舉（第 157 頁）　　14 下（每邊 7 下）

第 2 級：6 輪

1. 抬臀（第 148 頁）　　10 下（每邊 5 下）
2. 囚犯深蹲（第 163 頁）　　16 下
3. 肘撐搖擺（第 142 頁）　　30 下
4. 雙臂 T 字羅馬尼亞式單腳硬舉（第 158 頁）　　14 下（每邊 7 下）

第 3 級：7 輪

1. 抬臀加伏地挺身（第 149 頁）　　8 下（每邊 4 下）
2. 囚犯深蹲跳起（第 164 頁）　　14 下
3. 手臂向後伸肘撐搖擺（第 142 頁）　　12 下（每邊 6 下）
4. 羅馬尼亞式單腳硬舉旋轉（第 159 頁）　　14下（每邊 7 下）

　　請以順暢、穩定的速度做適合自己等級的訓練。動作務必確實。訓練結束後，請記錄下自己所需的時間。

緩和運動（第 168 頁）

我的秘訣

　　不必強迫自己整套練習一氣呵成。若有休息的必要，不妨將練習分成幾個段落。此舉有助妳平均分配體力。

第11天

如果妳今天一點也不覺得累，那麼妳昨天的練習肯定出了問題！跟上一週一樣，今天我們也要來關心決定成功訓練與健康人生的基礎。請把握今天好好地休息，明天還有艱難的訓練在等妳！

今日功課：喝黑咖啡！

咖啡可說是早餐桌上與辦公室裡不可少的良伴。有些人是單純享受咖啡香，有些人是重度成癮，一天得喝上好幾杯。有時我們會在報章雜誌上讀到喝咖啡特別有礙健康，有時卻又會讀到，我們其實可以毫無顧慮地暢飲咖啡。到底要我們該怎麼辦呢？我明白告訴妳：妳可以喝咖啡。沒有添加物的咖啡是種天然產物，所含的咖啡因往往可以善加利用成沒有熱量的興奮劑。不過，喝咖啡還是有限制。從現在起，咖啡裡面禁止加糖，牛奶（在我們的訓練計畫裡屬於食物而非飲料）則盡可能少量。因此，如果妳喜歡喝咖啡，喝杯黑咖啡便是妳今天的功課！味道還不賴吧？也許還更好呢！萬一真的令妳難以下嚥，不妨加幾滴牛奶，但是僅以幫助妳好入口為限！不用我多說，接受挑戰期間不可飲用坊間咖啡連鎖店販賣的充滿糖漿與牛奶而且夭壽貴的咖啡。它們不過是些浪費錢的蜜糖炸彈。

 Hooya!

飲料架上的低卡產品主要是瞄準女性顧客，多半會憑著明顯減少的熱量、標榜有益健康的方式來行銷。然而，所有以「零卡」或「低卡」為名的產品，基本上都適用這原則：當糖（甚或脂肪）被減少，用來取代的東西往往更糟。飲料裡使用的代糖是化學合成的，用不自然的方法製造。這些產品還是別碰為妙！

我的祕訣

我建議妳盡可能少用塑膠瓶，塑膠裡的塑化劑對健康有害。如果真的口渴，暫時喝點瓶裝水解渴好過沒喝水。不過若是有選擇，最好還是使用玻璃杯喝水！

看名字就知道今天的訓練很有料。妳今天將見識一套新練習，拿出真本事來吧！

今日訓練：鐵鎚

暖身運動（第 138 頁）

第 1 級：每項練習 4 回合

1. 蠍子高踢（第 143 頁）
2. 羅馬尼亞式單腳硬舉（第 157 頁）
3. 跳傘式（第 152 頁）
4. 雙手高舉弓箭步（第 165 頁）

第 2 級：每項練習 5 回合

1. 蠍子側踢（第 144 頁）
2. 雙臂 T 字羅馬尼亞式單腳硬舉（第158 頁）
3. 雙臂 T 字跳傘式（第 153 頁）
4. 側半邊弓箭步（第 166 頁）

第 3 級：每項練習 6 回合

1. 蠍子側踢觸地（第 145 頁）
2. 羅馬尼亞式單腳硬舉旋轉（第 159 頁）
3. 雙臂 Y 字跳傘式（第 153 頁）
4. 雙邊觸地弓箭步（第 167 頁）

　　每項練習要做 40 秒（單邊練習時，某一邊做完一下後要換邊繼續），然後休息 20 秒。在繼續下一項練習前，請先完成一項練習應完成的所有回合數。請保持速度順暢、穩定，盡量不要額外休息。完成練習後，請記錄下自己在每項練習的最後一回合裡各做了多少下。

我的秘訣　　　　**緩和運動（第 168 頁）**

在休息時用力地深呼吸，放鬆四肢，如果覺得口渴，就喝口水！

第13天

不錯喔！妳已經撐過兩週共六回的訓練，勝過不少人的畢生成就。妳該為自己感到驕傲，好好地休息兩天。不過，在身體休養時，不妨讓腦袋動一動。

今日功課：讓飲料變好喝！

也許妳還得花點時間適應每天得喝幾公升水這件事，不過這對這場90天挑戰絕對必要。為避免妳覺得乏味，我要傳授一點小撇步，讓水分補充多點健康又可口的變化。例如薑水就挺可口的。今天就去準備一塊薑，先在茶杯裡注入一點開水，把拇指大小的薑塊切成薑片，放入開水裡，大約浸泡 10 分鐘。然後再將薑片撈出，將薑汁倒入一個更大的壺裡，加冷水稀釋，或放進一些冰塊冰鎮。就這樣輕輕鬆鬆準備好一公升的薑水，喝起來不僅可口，還十分有益妳的胃。日後可以嘗試些別的，例如加點新鮮薄荷，或是滴幾滴檸檬汁或萊姆汁。加兩顆荳蔻則會增加一些異國風味。

額外功課

妳家裡肯定備有幾種不同的茶。不過，請妳多做點新的嘗試。茶能為妳的水分補充增添豐富的滋味，而且一樣適合在夏天飲用。現在甚至還有「冰」茶，同樣也分裝成了茶包。

阿富汗茶

份量為一大杯

半把新鮮薄荷葉
3 片薑片
2 顆荳蔻

將所有材料先放進茶壺，注入開水，浸泡 10 分鐘後再把茶倒出來喝。如果妳不介意飲用時會被材料干擾，可以直接將所有材料放入茶杯沖泡。

第**14**天

肌肉還會痠痛嗎？如果會痛，妳肯定很高興今天又是休息日。到了第三週，妳的身體應該比較習慣操練了。繼續給妳的身體加油，我們去戶外呼吸新鮮空氣吧！

今日功課：出門散步 30 分鐘──別帶手機！

散散步？也許妳經常在散步，可是並不很了解散步有什麼益處。無論如何，我希望妳今天出去散散步，至少要 30 分鐘，最好再多加 15 分鐘。為什麼？因為這種溫和的方法可以促使身體復原，因為妳不需要用訓練刺激，就可以讓心臟循環系統保持活力，進而讓供給肌肉養分的運作更順利。重要的是，我們今天不運動。也就是我們今天不跑步，只是緩步行走。妳當然可以找個伴，陪妳在路上聊天。但是所有電子用品（包括隨身聽在內）都必須留在家裡，讓身體、也讓心靈享受一下安寧。千萬別把手機放進口袋！我絕不是反對現代科技（否則我也不會去研發 App），但是只要妳把所有心思只擺在自己身上，妳會發現，休息是一件很簡單的事。

行動力訓練

行動力訓練是由暖身運動（第 138 頁）與緩和運動（第 168 頁）組成。請注意，練習時動作要緩慢而確實！不必太過用力，不過要保持專心，放鬆心情。

1. 四足跪地轉腿　10 下（每條腿 5 下）
2. 側臥旋肩　10 下（每邊 5 下）
3. 四足跪地轉下犬式　10 下
4. 手臂高舉單膝跪地　10 下（每邊 5 下）
5. Z 字拉伸　每個姿勢與每邊維持 20 秒鐘
6. 坐姿分腿側拉　每個姿勢與每邊維持 15 秒鐘
7. 蠍子拉伸　每個姿勢與每邊維持 20 秒鐘

我的祕訣

如果住在城裡，請妳騎腳踏車或搭乘大眾交通工具（如果沒有別的選擇開車也行）前往最近的公園。在大自然的懷抱裡可以獲得更多復原元素。

第15天

好了，妳已經撐過了兩週，也連續休息了兩天，面對今天要做的訓練，沒有理由不全力以赴、不締造一個新記錄。不過切記，動作確實才算數！如果妳在這裡作弊，不過是在自欺欺人。

今日訓練：評量
暖身運動（第 138 頁）

第 1 級：每項練習4個回合

1. 撐體搖擺（第 141 頁）　目標：每回合 25 下
2. 讓我進去（第 150 頁）　目標：每回合 12 下
3. 後弓箭步（第 160 頁）　目標：每回合 12 下（每邊 6 下）
4. 窄式三點雙腿交叉（第 146 頁）　目標：每回合 12 下（每邊 6 下）

第 2 級：每項練習 5 個回合

1. 肘撐搖擺（第 142 頁）　目標：每回合 25 下
2. 雙足前置讓我進去（第 150 頁）　目標：每回合 12 下
3. 側弓箭步（第 161 頁）　目標：每回合 12 下（每邊 6 下）
4. 肩寬式三點雙腿交叉（第 147 頁）　目標：每回合 12 下（每邊 6 下）

第 3 級：每項練習 6 個回合

1. 手臂向後伸肘撐搖擺（第 142 頁）
2. 雙腿彎曲讓我起來（第 151 頁）
3. 鐵人麥克（第 161 頁）
4. 寬式三點雙腿交叉（第 147 頁）

請根據自己的等級依次完成每項練習 4、5 或 6 個回合，在練習過程中，每練習 30 秒就休息 30 秒。請計算確實完成的次數，在每個回合完成後記下來。如果妳在每個回合都能達到規定的目標次數，就可以在接下來的訓練裡升高一級；除非妳已躍上了第 3 級。

緩和運動（第 168 頁）

我的秘訣

做所有練習時都用上自己最高的柔軟度。讓妳的柔軟度一起做訓練。

第16天

休息日！這意味著妳要好好飲食，讓身體獲得所需養分，以因應明天的訓練。如今妳的身體應該會自動要求高營養價值的食物了。記著要吃：蛋白質、蔬菜、水！

今日功課：釐清自己的目標

我們已經奠定了正確飲食的基礎。現在妳已明白哪些養分對妳重要，該如何避免攝取不必要的熱量。我們為成功訓練創造了一個重要基礎。除此之外，如何讓心靈保持在良好狀態進而通過 90 天挑戰，最終順利達成目標，這一點同樣很重要。我會解釋設定什麼樣的目標對妳而言會有意義，這當中可能有哪些陷阱。我們會聊到激勵、紀律和那些站不住腳的藉口。我們還會聊，為何許多人奉為圭臬的體重計不能給人多少啟發。對我來說，特別重要的是妳確實把我們在做的這件事的意義放在心底。挑戰不是僅僅痴迷地想去改造自己的身體，不，它具有更多意涵，它將引領身為人的妳好好度過這一生。在未來幾週裡，妳將對自己認識得更深。特別是妳會發現，只要願意，妳確實可以做到！對此，請好好閱讀下一頁的文章！

額外功課

不抽菸的人可以跳過這一段。如果妳抽菸，請誠實面對自己：妳肯定知道吸菸有害健康！妳在這 90 天的挑戰裡如此努力，妳的身體也逐漸練出一點成績。如果妳還是執意要抽菸，我真是為妳可惜！現在正是戒菸（或至少明顯降低抽菸量）的好時機！無論如何，沒有負擔的肺才能暢快地呼吸，這些都有益於妳更輕鬆地完成訓練！

 Hooya!

「因為有小孩，所以沒時間訓練」，這是最爛的藉口。正是因為有小孩，妳才務必保持身強體健，才會有照顧他們的最佳狀態。以身作則成為子女的好榜樣，這才是積極的生活態度！

順利完成每一項練習是妳的目標

我們究竟為何要訓練？有人喜歡全力以赴、精疲力竭的感覺，有人想要享受真正做了美好事情的滿足感。我們大家有一個共同點：我們都有目標！有時我們會把目標訂得很明確（「到了夏天可以再穿上比基尼亮相」），有時會把目標訂得模糊（「不要再胖了」）。對我來說，找出妳個人的目標十分重要。

什麼是妳參加這 90 天挑戰最深層的動機？最終想達成什麼？妳應該現在就想清楚這些問題的答案，最好還能把它們全都寫下來。在往後每回訓練之際，把它們擺在自己面前。此舉會幫助妳在每個訓練日都能達到必要的鍛練強度。

好目標是可以測量的。妳能設定最簡單且最明確的目標，無非就是日復一日完完整整地完成挑戰。目標設為見到體重計上體重少幾公斤的意義也不大。因為只能顯示個人體重的體重計，對於運動員沒有一點用處，也不會讓我們對自己的身體組成（具體來說是肌肉和脂肪的比例）有任何啟發。

我一再聽到女性在抱怨，健身課程令她大失所望，因為減少的體重遠遠不如預期。她們完全忽略了身體組成的變化。肌肉密度要比脂肪來得高，同一個身體在體重相同的情況下，更多肌肉會比更多脂肪來得好。專注在體重計數值容易讓人忘記審視鏡中的自己，或是忘記去留心身體的整體感覺是否有改

寧可關注捲尺，好過關注體重計！

善。就連非常活躍的運動員也難以用身體質量指數做為健康標準，因為身體質量指數也沒有考慮身體組成的面向。於是，幾乎所有職業運動選手的體重都過重，其實他們只是肌肉非常發達罷了。

因此，以具體減少多少重量為目標沒有意義，但是舊衣服卻很有參考價值。「我希望，在這 90 天後能再次穿下兩年前的牛仔褲」，「我希望腹部變得更平坦」也是不錯的選擇。請妳具體陳述自己的目標，並且設定好達成的期限。舉例來說，妳的目標可以是：「在這場挑戰中，我想在每回訓練裡都刷新自己的最佳成績。」或者可以很簡單地表示：「在訓練前和訓練後的照片裡，我希望見到顯著的進步。」

重要的是，妳在挑戰裡始終專注於自己的目標，始終留心其中深層的意義。有一天也許會熱情消退，也許會萬念俱灰。正是在這種時刻，妳務必不忘初衷。這樣就能像第一天做訓練一樣繼續努力下去！

第17天

妳在第一週已見過「作品」這套練習。如今妳已完成了一些其他訓練，這意味著妳今天要拿出真本事，超越自己迄今的最佳記錄。妳一定辦得到！

今日訓練：作品

暖身運動（第 138 頁）

第 1 級：4 輪

1. 蠍子高踢（第 143 頁）
2. 殭屍深蹲（第 162 頁）
3. 窄式三點雙腿交叉（第 146 頁）
4. 跳傘式（第 152 頁）

第 2 級：5 輪

1. 蠍子側踢（第 144 頁）
2. 囚犯深蹲（第 163 頁）
3. 肩寬式三點雙腿交叉（第 147 頁）
4. 雙臂 T 字跳傘式（第 153 頁）

第 3 級：6 輪

1. 蠍子側踢觸地（第 145 頁）
2. 囚犯深蹲跳起（第 164 頁）
3. 寬式三點雙腿交叉（第 147 頁）
4. 雙臂 Y 字跳傘式（第 153 頁）

每項練習先做 45 秒（做單邊練習時，某一邊做完一下後換邊繼續），接著休息 15 秒，然後改做下一項練習。請根據自己的等級做 4、5 或 6 輪練習。請保持速度穩定，訓練的 45 秒中不要中斷。練習完成後，請記錄下在最後一輪中每項練習各做了幾次。

我的秘訣

緩和運動（第 168 頁）

訓練前先補充水分，喝上幾大口的水。

第 **18** 天

肌肉痠痛還在折磨妳嗎？現在的痠痛程度應該沒有過去劇烈，身體也該習慣了訓練節奏。請妳利用今天再次好好地休息，為自己的日常生活做點改善！

今日功課：提高活動等級

現今的人就算一整天沒怎麼動，完成一日行程也沒問題：下了床就坐上汽車，開車去工作的地方，最後再開車回家。就算自己不開車，多半也會利用完善的大眾交通工具。的確，在某些情況裡移動方便是一種恩賜，卻會在許多情況裡成為詛咒，因為這讓平日幾乎不會有活動的機會。妳身上不會有這種事。從今天起，妳必須有所改變！去附近的超市買點東西要開車去？這種事從今以後不能再有！帶上背包，步行或騎腳踏車去吧。搭手扶梯或電梯？這還用問嗎！從現在起一律爬樓梯！公車或電車坐個兩、三站？這樣的路程就用走的吧！請妳把握機會，在平日可以活動的場合多活動。這並非出於對運動的熱愛，而是這麼做對身體有益。所以，日後當妳要利用交通工具幫自己走一段路，請先問問自己：憑我自己的力量是否也辦得到？如果可以，就去做吧！就從今天起，適度距離內的路程不妨捨棄汽車與大眾交通工具，盡量用步行或騎腳踏車來取代吧。

額外功課：找一個專門為妳打氣的標記

請找一個能幫助妳記住自己實力的物品，可以是戒指或項鍊類的首飾，可以是張海報，可以是張寫著健身目標的紙條，可以是件衣服，也可以是其他任何東西，妳一直看得到、帶在身邊的東西。從今天起它會明白地提醒妳：我要完成這 90 天的挑戰！

我的秘訣

當我到了一個陌生的城市，特別會用步行或騎腳踏車的方式完成許多路程。活動之餘也細細品味了一個城市的迷人風光！

第 **19** 天 做完這回練習，妳便通過了第三週的艱辛課程，90天挑戰也達成了近乎四分之一！或許妳已察覺自己的體態和肌力已經有顯著的不同。

今日訓練：騷動
暖身運動（第 138 頁）

第 1 級：16 分鐘

1. 後弓箭步（第 160 頁） 8 下（每邊 4 下）
2. 窄式三點雙腿交叉（第 146 頁） 6 下（每邊 3 下）
3. 羅馬尼亞式單腳硬舉（第 157 頁） 8 下（每邊 4 下）
4. 讓我進去（第 150 頁） 6 下

第 2 級：20 分鐘

1. 側弓箭步（第 161 頁） 6 下（每邊 3 下）
2. 肩寬式三點雙腿交叉（第 147 頁） 6 下（每邊 3 下）
3. 雙臂 T 字羅馬尼亞式單腳硬舉（第 158 頁） 8 下（每邊 4 下）
4. 雙足前置讓我進去（第 150 頁） 6 下

第 3 級：24 分鐘

1. 鐵人麥克（第 161 頁） 6 下（每邊 3 下）
2. 寬式三點雙腿交叉（第 147 頁） 6 下（每邊3 下）
3. 羅馬尼亞式單腳硬舉旋轉（第 159 頁） 8 下（每邊 4 下）
4. 雙腿彎曲讓我起來（第 151 頁） 6 下

　　請做適合自己等級的練習。依照先後順序，在完成指定的次數後換做下一項。在指定時間內盡可能完成多輪練習。妳隨時都可以休息，不過練習盡可能不要中斷，休息的時間也切勿過長。訓練結束後，請記錄下完成整輪練習的次數。

緩和運動（第 168 頁）

我的祕訣

在做伏地挺身時應當保持軀幹緊繃，切勿讓骨盆下垂。

喔，人心哪，老是對我們惡作劇。但妳可不能容許這點。此時要等待肌肉增長（兩天後會再用到它們），今天就來鍛鍊意志力。

今日功課：消除藉口

每當說到要運動或活動，心中的小惡魔往往會犯嘀咕。我們都清楚內心這樣的呼喚：「今天工作已經夠累了，不需要再活動了。」或是，「訓練可以明天再說」，或是「妳最愛的那條運動褲剛好拿去洗了」。彷彿一個隨隨便便的藉口就能推掉這可怕的訓練。可是，逃避不是面對這場 90 天挑戰的正確態度。萬一下個星期妳又興起什麼陳腔濫調當藉口，請把它寫下來，並且立刻寫出最強烈的反對理由。如果下次藉口再來迷惑妳，妳能立刻想出更強的反對理由。妳要記著，妳每天只花半小時（只花 1／48 天的時間）活動，就能立刻甚至長期提昇生活品質。這會是妳在時間上最有效益的投資！

額外功課

在妳的住處或工作場所容易看見的地方，請貼張大字條或海報，上面寫著：「重點不在擁有時間，而在創造時間！」這句話不僅適用於健身，更適用於人生。

 Hooya!

糖尿病與背痛的發展已敲響了警鐘。因此，現在就為往後數十年的人生打下良好的基礎非常重要。「我現在不是好好的？」這並不代表 20 年後妳還是會一樣好好的。在錯誤飲食與缺乏活動交相逼迫下，身體遲早要用健康加倍奉還。有一天，身體必然會走到再也無法正常運作的臨界點。除非妳主動避免！

好東西往往都很簡單！就像徒手重量訓練，復原不需要龐大的開銷，一樣能達到良好成效。今天同樣沒有安排體能訓練，不過我們要繼續修練意志力。妳會堅持下去，這一點妳肯定明白！

今日功課：在家洗冷熱水交替浴

不是非要去三溫暖才能感受到冷熱交替引發的活力。今天就在家裡洗冷熱水交替的淋浴，往後也每週至少一次！此舉不僅能促進血液循環，還能強化妳的意志力。請先轉開熱水，淋浴時慢慢默數到 15，然後再轉到冷水，同樣慢慢默數到 15，如此反覆 5 個回合。所謂「熱」，是指妳的身體能承受的高溫；所謂「冷」，則是指出水能達到的最低溫。也許妳剛開始無法在冰冷水柱下挺過全部時間，不妨先從手腳開始，也先別把水龍頭完全轉成冷水。妳可以一步步降低溫度到完全冷水，一步步讓冷水從外圍沖向身體軀幹。不需要多久時間，之前的不舒服感覺便會完全翻轉過來。

行動力訓練

行動力訓練是由暖身運動（第 138 頁）與緩和運動（第 168 頁）所組成。請注意，練習時動作要緩慢而確實！不必太過用力，不過要專心，放鬆心情。

    1. 四足跪地轉腿　10 下（每條腿 5 下）
    2. 側臥旋肩　10 下（每邊 5 下）
    3. 四足跪地轉下犬式　10 下
    4. 手臂高舉單膝跪地　10 下（每邊 5 下）
    5. Z 字拉伸　每個姿勢與每邊維持 20 秒鐘
    6. 坐姿分腿側拉　每個姿勢與每邊維持 15 秒鐘
    7. 蠍子拉伸　每個姿勢與每邊維持 20 秒鐘

 Hooya!

科學家想藉由刺激血液循環證明冷熱交替淋浴的排毒功效。而妳藉由冷熱交替淋浴訓練出來的自律，會讓妳一生受用無窮。妳在這過程中教會了自己，即使身處不舒服的環境，仍然能保持平和冷靜。

第 **22** 天

挑戰四週後，我們將擴大訓練規模。因此這是每週只做三回訓練的最後一週。接下來我們要往上升級，每週訓練量要提高到四回。加油！今天要做的評量訓練想必妳已經很熟。

今日訓練：評量
暖身運動（第 138 頁）

第 1 級：每項練習4個回合

1. 撐體搖擺（第 141 頁）目標：每回合 25 下
2. 讓我進去（第 150 頁）目標：每回合 12 下
3. 後弓箭步（第 160 頁）目標：每回合 12 下（每邊 6 下）
4. 窄式三點雙腿交叉（第 146 頁）目標：每回合 12 下（每邊 6 下）

第 2 級：每項練習 5 個回合

1. 肘撐搖擺（第 142 頁）　目標：每回合 25 下
2. 雙足前置讓我進去（第 150 頁）　目標：每回合 12 下
3. 側弓箭步（第 161 頁）　目標：每回合 12 下（每邊 6 下）
4. 肩寬式三點雙腿交叉（第 147 頁）　目標：每回合 12 下（每邊 6 下）

第 3 級：每項練習 6 個回合

1. 手臂向後伸肘撐搖擺（第 142 頁）
2. 雙腿彎曲讓我起來（第 151 頁）
3. 鐵人麥克（第 161 頁）
4. 寬式三點雙腿交叉（第 147 頁）

　　請根據自己的等級依次完成每項練習 4、5 或 6 個回合，在練習過程中，每練 30 秒就休息 30 秒。請計算確實完成的次數，並於每個回合完成後記下。如果妳在每個回合都能達到規定的目標次數，就可以在接下來的訓練裡做晉升一級的訓練；除非妳已躍上了第 3 級。

緩和運動（第 168 頁）

我的祕訣

　　做評量訓練時不要太有壓力。無法升級也無所謂，畢竟妳往後還有很多升級的機會。不管妳在哪個等級，妳都可以超越極限。

第**23**天

妳累了嗎？我一點也不奇怪，畢竟妳訓練得很辛苦。這星期我要告訴妳，為何傾聽自己的身體如此重要。我要求妳在訓練時全力以赴，在休息方面，我也要求妳要有充足的睡眠。是的，這是命令！

今日功課：讓自己睡眠充足

想像一下，我們身體裡活動和復原之間的平衡，就像舊式立鐘的鐘擺。如果把鐘擺拉往一邊，把它固定住，整座鐘便會停止運行。唯有鐘擺不斷地來回搖擺，數字盤上的指針才會持續轉動。將這樣的比喻套在我們身上要表達的意思是：如果我們一昧地訓練、一昧地活動，卻不曉得該休息，最後也會無法繼續運行！也許憑著過往三週裡培養出的活力，妳想反駁我說的話。但是，如果妳確實按照計畫完成了該做的訓練，妳其實應該心安理得地允許自己偷個閒。如果沒有充足的休息時間，可能會有訓練過度的危險，疲勞、意興闌珊、強烈的肌肉痠痛（儘管妳確實過得很積極、很健康）等都是警訊。如果妳察覺自己有這樣的現象，妳就該多休息幾天，或者乾脆多睡一點。在往後幾日，妳將了解為什麼良好的睡眠對接受訓練的人的重要性無可取代。請妳好好閱讀下一頁的文章。

額外功課

妳已經開始寫飲食日記，對吧？從今天起，妳也要寫睡眠日記。沒有筆記本了？趕緊去準備一本吧！

我的秘訣

睡前切勿攝取碳水化合物！它們只會讓妳的血糖飆高，給妳一些此時此刻完全用不上的能量。當然，這也包括紅酒、香檳和其他含酒精飲料裡的糖。

睡眠是靈丹妙藥

我們已經談過如何正確飲食、如何強化訓練成功不可或缺的動力，現在則要接著談談另一項無可取代的要素：睡眠。更確切來說是充足的睡眠。

請把睡眠想像成一種個人的免費復原計畫，只要給它必要的時間，這項計畫基本上隨時可以為妳服務。或許可以簡單地說：我們的身體會利用睡眠來維護它每天的工作能力；藉由裡裡外外的各種修復措施，藉由腦部休息（這也就是為何我們寧可先好好睡上一覺再去做重要決定），尤其是藉由增加生長激素分泌。睡眠充足且品質良好的人，在我們的挑戰裡也會取得較好的成績。女性至少要睡八個小時。如果可以的話，應該將睡眠時間增加到九個小時。

這意味著妳要早點就寢！別被「只有討厭鬼、小孩和老人才會早早上床睡覺」這種無稽之談蒙蔽。胡說八道！早就寢沒有傳說中那樣不堪。說句實在話，並非每個晚上都會有美好活動值得我們廢寢忘食。看電視兩小時會耗損身體的寶貴資源。相反的，多睡兩小時

女性每晚至少要睡八個小時！

可為身體新生更多寶貴資源。我從多次旅行中得知，工作時間不規律的人不容易找到規律的睡眠節奏；這正是我們的目標。在理想狀況下，我們應該每天在固定時間就寢和起床，因為我們的身體完全傾向規律性。如果妳的工作是輪班制，請試著至少有一段固定的核心睡眠時間。

睡眠很重要，睡眠有益，睡眠需要我們有意識地在生活中賦予優先權。這並不代表妳必須當新生活節奏的奴隸。當好友在週末聚會狂歡，妳不必是唯一得十點前準時回家的人。也許妳已得罪過朋友，因為妳堅決要完成這場90天挑戰；在這時候，妳不妨破個例，稍微違反一下習慣的睡眠節奏，如果隔天妳有很多時間可以睡飽就更沒問題。

日後當妳真的覺得無聊，就乾脆去睡覺。這點同樣適用於日間的小睡片刻。但我以後會再和妳聊。

第24天

還記得挑戰的第10天嗎？是的，當時妳認識了暴君！請妳打起精神，因為他又來了！今天是告訴他別擋妳路的好日子。火力全開！

今日訓練：暴君

暖身運動（第 138 頁）

第 1 級：5 輪

1. 肘撐抬臀（第 148 頁） 10 下（每邊 5 下）
2. 殭屍深蹲（第 162 頁） 20 下
3. 撐體搖擺（第 141 頁） 30 下
4. 羅馬尼亞式單腳硬舉（第 157 頁） 14 下（每邊 7 下）

第 2 級：6 輪

1. 抬臀（第 148 頁） 10 下（每邊 5 下）
2. 囚犯深蹲（第 163 頁） 16 下
3. 肘撐搖擺（第 142 頁） 30 下
4. 雙臂T字羅馬尼亞式單腳硬舉（第 158 頁） 14 下（每邊 7 下）

第 3 級：7 輪

1. 抬臀加伏地挺身（第 149 頁） 8 下（每邊 4 下）
2. 囚犯深蹲跳起（第 164 頁） 14 下
3. 手臂向後伸肘撐搖擺（第 142 頁） 12 下（每邊 6 下）
4. 羅馬尼亞式單腳硬舉旋轉（第 159 頁） 14 下（每邊 7 下）

請以順暢、穩定的速度做適合自己等級的訓練。動作務必確實。訓練結束後，請記錄下自己所需的時間。

緩和運動（第 168 頁）

我的秘訣

　　每項練習的關鍵在於盡可能用完善的技術找到適合自己的速度。寧可慢慢來，也不要貪快！

也許妳正興致勃勃，很不情願被我踩煞車。儘管如此，我還是得做。今天就請妳休息一天，尤其得要好好睡個覺！我會不厭其煩地強調休息的重要。

今日功課：至少睡足七個小時

　　妳已經知道，健身與健康需要一點計畫。妳在生活中挪出一點時間做訓練，也需要給睡眠時間。如果妳要照顧小孩，要做到這一點特別不容易，卻也因此格外重要！今天我們要調整妳的睡眠時間。從現在起，別再羞於早早就寢。妳無論如何至少要在起床前的七小時就寢，八小時會更好。別忘了當中還要再加上入睡時間半小時。因此，八小時前睡覺是我們的目標。如果妳要早上七點起床，那麼最晚十點半必須就寢。或許妳早就這麼做，因為妳白天工作很辛苦。或許妳從未這麼做。請妳誠實回答問題：有什麼緊急事情非得在晚上十點半解決不可？有什麼事情比睡個有益健康覺與復原覺更重要？上網？看電視？也許唯一的好理由是閱讀本書。不！別開玩笑了，快上床睡覺！

 Hooya! --

　　起床時的感覺不僅取決於睡眠長度，也取決於被鬧鐘叫醒時的睡眠階段。當我們睡得越深，被喚醒後就需要越多時間才能完全啟動。---

我的秘訣

　　有些智慧型手機的 App 能辨識睡眠階段，並且在適當的睡眠階段將妳喚醒。不妨試試！

第**26**天

今天，「鐵鎚」在等著妳！之後就要告別挑戰的舒適區。妳已將身體帶往一個新層次，不過我們並不因此滿足。三天後會有新挑戰等著妳！

今日訓練：鐵鎚

暖身運動（第 138 頁）

第 1 級：每項練習 4 個回合

1. 蠍子高踢（第 143 頁）
2. 羅馬尼亞式單腳硬舉（第 157 頁）
3. 跳傘式（第 152 頁）
4. 雙手高舉弓箭步（第 165 頁）

第 2 級：每項練習 5 個回合

1. 蠍子側踢（第 144 頁）
2. 雙臂 T 字羅馬尼亞式單腳硬舉（第 158 頁）
3. 雙臂 T 字跳傘式（第 153 頁）
4. 側半邊弓箭步（第 166 頁）

第 3 級：每項練習 6 個回合

1. 蠍子側踢觸地（第 145 頁）
2. 羅馬尼亞式單腳硬舉旋轉（第 159 頁）
3. 雙臂 Y 字跳傘式（第 153 頁）
4. 雙邊觸地弓箭步（第 167 頁）

　　每項練習做 40 秒（單邊練習在某一邊做完一下後換邊繼續），休息 20 秒。在繼續下一項練習前，請先完成一項練習應完成的所有回合數。請保持順暢、穩定的速度，並且盡量不要做額外的休息。完成練習後，請記錄下在每項練習的最後一回合裡各做了多少下。

緩和運動（第 168 頁）

我的秘訣

　　如果妳做的是第 1 級或第 2 級練習，覺得某種練習對自己沒什麼挑戰性，不妨改做更高一級的練習。不過要切記，唯有當妳滿足了評量訓練要求的所有條件，才能整個升級！

第27天

首先我要大大稱讚妳！妳已經挺過了四週的訓練，值得給妳嘉獎。請把接下來的兩天當作辛苦訓練後的小假期。因為，在那之後有更艱苦的訓練等著妳！

今日功課：就寢前一小時關掉所有螢幕

先前已經關心過睡眠時間，現在要來關心睡眠品質。從今天起，在妳就寢前的一小時裡別再觀看任何螢幕！為何？因為妳很可能已經在日間接受了大量的圖像、聲音與文字的刺激；就算不是在電腦前，也可能是透過手機。給大腦和思維（它們在日間辛苦工作）一個機會，提早在上床前就能休息。別再用不是很重要的事情打擾它們，這能讓妳更輕鬆地入睡。在妳上床前，關掉所有電子用品，盡可能把房間弄暗，也就是除去一切可能會影響睡眠的人為干擾。如果妳的工作不用隨時待命，請將手機調成飛航模式。

 Hooya!

在就寢前觀看明亮的螢幕，大腦會像觀看太陽一樣去處理螢幕影像，它們的刺激非常強。許多人習慣一直拿著手機，不斷檢視社群網路朋友發布的新消息，特別在就寢前。這樣的事情大可留待明天早上再做！

我的秘訣

請試試聽有聲書！妳無法讓這媒體換檔或變速，只能跟隨朗讀者的速度。這是一種很好的減速方法。如今所有暢銷書都會出有聲書，妳應該很容易找到自己有興趣的書。

第28天

我希望妳已做了妥善休息且睡眠充足。妳今天仍然要休整。請妳好好享受這一天，安安心心偷個閒！妳是否在留心攝取必要的蛋白質？這一點非常重要；沒有一餐可以遺漏蛋白質！

今日功課：來個活力小睡！

睡眠有多麼重要、多麼有益於養精蓄銳，我不必再多言。妳不必把睡眠侷限在夜晚，有必要時在日間也可以短暫休息。這並非只對老人與嬰兒有益，對於工作和家庭方面肩負許多責任的妳，妥善利用少許空閒時間休息會有莫大好處。我就是個活力小睡的愛好者；從前人們叫它「午睡」。好東西不假外求，這個道理不僅適用於徒手重量訓練的理念，也適用於活力小睡。如果簡簡單單小睡片刻便能收到不小的復原效果，為何要花大錢去做呢？今天妳得花點時間小睡片刻。請妳閉上雙眼，用舒適的姿勢躺或坐半小時。如果妳今天必須工作，不妨利用午休時間。如果還是不行，就試著回到家後小睡。萬一今天真的找不到機會，那就盡快找時間補做。過了甦醒階段，妳會立刻感覺自己更有朝氣。不過，在日間最好不要睡超過 20 分鐘，至多以 30 分鐘為限，否則活力小睡可能會變成熟睡，不容易立刻回復朝氣。往後請妳細心傾聽身體的聲音；如果身體告訴妳它想睡覺，妳就順它的意。當然，這還要看外在環境是否允許！

行動力訓練

行動力訓練是由暖身運動（第 138 頁）與緩和運動（第 168 頁）組成。請注意，練習時動作要緩慢而確實！不必太過用力，不過要保持專心，放鬆心情。

1. 四足跪地轉腿　10 下（每條腿 5 下）
2. 側臥旋肩　10 下（每邊 5 下）
3. 四足跪地轉下犬式　10 下
4. 手臂高舉單膝跪地　10 下（每邊 5 下）
5. Z 字拉伸　每個姿勢與每邊維持 20 秒鐘
6. 坐姿分腿側拉　每個姿勢與每邊維持 15 秒鐘
7. 蠍子拉伸　每個姿勢與每邊維持 20 秒鐘

我的秘訣

如果妳在白天睡不著，那就花點時間閉目養神，這麼做同樣可以喚醒新的活力！無論如何，短暫休息都是值得的。

第 **29** 天

從今天起有新日程，這意味著每週會多出一個訓練日！新節奏是先做兩天訓練，然後休息一天，接著再做兩天訓練，最後再休息兩天。這不代表妳可以有任何鬆懈。正好相反！請妳利用機會，使出渾身解數來！

今日訓練：評量
暖身運動（第 138 頁）

第 1 級：每項練習 4 個回合

1. 撐體搖擺（第 141 頁） 目標：每回合 25 下
2. 讓我進去（第 150 頁） 目標：每回合 12 下
3. 後弓箭步（第 160 頁） 目標：每回合 12 下（每邊 6 下）
4. 窄式三點雙腿交叉（第 146 頁） 目標：每回合 12 下（每邊 6 下）

第 2 級：每項練習 5 個回合

1. 肘撐搖擺（第 142 頁） 目標：每回合 25 下
2. 雙足前置讓我進去（第 150 頁） 目標：每回合 12 下
3. 側弓箭步（第 161 頁） 目標：每回合 12 下（每邊 6 下）
4. 肩寬式三點雙腿交叉（第 147 頁） 目標：每回合 12 下（每邊 6 下）

第 3 級：每項練習 6 個回合

1. 手臂向後伸肘撐搖擺（第 142 頁）
2. 雙腿彎曲讓我起來（第 151 頁）
3. 鐵人麥克（第 161 頁）
4. 寬式三點雙腿交叉（第 147 頁）

請根據自己的等級依次完成每項練習 4、5 或 6 個回合，在練習過程中，每訓練 30 秒就休息 30 秒鐘。請計算確實完成的次數，並於每個回合完成後記下。如果妳在每個回合都能達到規定的目標次數，就可以在接下來的訓練裡升高一級；除非妳已躍上第 3 級。

緩和運動（第 168 頁）

我的秘訣

在鐵人麥克這類動態練習中，控制很重要。寧可不要跳太高，但求著地時更為準確！

第30天　也許妳在起床時會慶幸今天是休息日。妳恐怕得重新適應了，因為今天得加緊再做一回練習！不過別擔心，妳很快就能配合這個新節奏。多加把勁換取更好的成績吧！

今日訓練：作品
暖身運動（第 138 頁）

第 1 級：4 輪

1. 蠍子高踢（第 143 頁）
2. 殭屍深蹲（第 162 頁）
3. 窄式三點雙腿交叉（第 146 頁）
4. 跳傘式（第 152 頁）

第 2 級：5 輪

1. 蠍子側踢（第 144 頁）
2. 囚犯深蹲（第 163 頁）
3. 肩寬式三點雙腿交叉（第 147 頁）
4. 雙臂T字跳傘式（第 153 頁）

第 3 級：6 輪

1. 蠍子側踢觸地（第 145 頁）
2. 囚犯深蹲跳起（第 164 頁）
3. 寬式三點雙腿交叉（第 147 頁）
4. 雙臂 Y 字跳傘式（第 153 頁）

　　每項練習先做 45 秒（單邊練習在某一邊做完一下後換邊繼續），接著休息 15 秒，然後改做下一項練習。請根據自己的等級做 4、5 或 6 輪練習。請試著保持速度穩定，在練習的 45 秒裡不要中斷。練習完成後，請記錄在最後一輪中每項練習各做了幾次。

緩和運動（第 168 頁）

我的秘訣

　　美國特種部隊的成員必須有本事在最惡劣的條件下讓身體保持良好狀態；無論在高溫或低溫環境裡，在最狹窄的空間中，抑或是在天上或地下。當然，他們不會隨身攜帶健身器材。這點妳同樣適用。妳所需要的一切一直都與妳同在，就是妳自己的身體。

第**31**天

歷經兩天辛苦訓練後，今天該放鬆一下。現在最重要的是別再給身體增加負擔。每週訓練四回確實是高檔的健身等級。在開始初期千萬別輕忽了身體的負擔！

今日功課：選擇正確的外食

好萊塢英雄們隨性地脫掉T恤露出腹肌，妳一定很讚嘆這些大明星完美無瑕的身體。姑且不論電影中的燈光與化妝技巧幫了多大的忙，這些人的工作正是讓自己達到所需體型（有時根據角色設定也必須惡性增重）。為保證在開拍時的身體符合要求，他們會在事前找個人教練每天訓練，往往還會請他們準備餐點，甚至不排除採取某些激烈的塑身手段。無論如何，妳在片中看到的並非全然真實。在我的挑戰計畫幫助下，妳同樣可以達到這樣的成效（在最短時間內讓身體達到最好狀態）。不過，妳可能沒有專用廚師每天準備合乎目標的完美膳食。在這方面妳自己必須主動一點。在日常生活中保持正確飲食並不容易。不過，我會告訴妳怎麼做比較簡單實際。請妳仔細閱讀下一頁的文章！

額外功課

請妳巡視一下住家附近，看看哪裡有販賣多種新鮮蔬菜的好超市，離家最近的肉舖又在哪。切勿選擇在端上餐桌前已繞行半個地球的肉品！請為自己和家人的飲食把關！

自製什錦果仁（甜或鹹）

約 3 人份，每人份含 8 克蛋白質

100 克原味堅果（已混合或自行混合）
50 克漿果（甜）或醃製的乾燥去核黑橄欖，以及少許的鹽和胡椒（鹹）

將堅果放入平底鍋裡用最大火力烘烤。請注意不要烤焦。待堅果微呈焦黃時，倒入碗裡冷卻。如果想吃甜的，加入漿果（依個人喜好可酌量加點鹽），如果想吃鹹的，就加入橄欖以及鹽與胡椒。盡可能趁新鮮食用！

規劃就是一切——工作與日常生活的正確飲食

　　我承認，一直都能正確進食並不是件簡單的事。尤其當妳在旅行或工作時，往往不容易找到所需食物一應俱全的超市，就連公共餐廳也不盡合標準，因為它們迄今仍採用舊時代的營養觀念，而且基於成本考量，它們提供廉價的肉排與薯條，少有新鮮的沙拉與蔬菜。這意味著，沒有妥善的飲食規劃是行不通的。如果妳在火車上突然感到飢餓，除了到餐車裡買點現成的肉湯、巧克力棒、麵包夾火腿，妳泰半別無選擇。這些當然不是我們必須要補充的營養和能量。

　　因此，妳必須事先想好第二天大致上如何度過、如何依據行程採買食物，為自己先做好準備。舉例來說，當妳在旅行途中突然覺得餓，妳可以打開自己的袋子，拿出自製的什錦果仁（參閱上一頁的食譜）墊肚子。至於喝水，反正妳一定會隨身攜帶水壺。回過頭來聊餐廳。如果餐廳沒有提供固定套餐，我們可以自行選搭主餐和附餐。妳的目標跟平常一樣，把蛋白質與蔬菜結合在一起；也可以借助沙拉吧。少取用那些讓人吃飽的附

在沙拉吧飽餐一頓時，別忘了補充蛋白質！

餐，可以避免讓妳挺著飽脹的肚子回去工作。如果妳吃得很飽，一旦過了一段時間血糖下降，妳會變得十分疲憊。

　　如果在工作時完全沒有機會去買食物，妥善的計畫就更重要。妳可以在上班途中買好（也許會經過商店？）。能自己帶便當更好！在前一晚多準備一份食物，隔天帶去上班食用。萬一妳沒有微波爐可用（因為妳的工作多外務或是在室外工作），不妨參閱本書附的食譜，準備一些不需要加熱的應急食物。在最糟的情況下可以用點心取代午餐。

　　四天後，我會和妳聊聊去餐廳吃飯該注意些什麼。午休的飲食原則當然也適用於晚餐。

第**32**天

妳已見識過「騷動」這套練習，現在正是締造新記錄的好時機！如果今明兩天不斷超越極限，妳知道接下來兩個休息日裡的感覺會多美好？全力以赴吧！我知道妳辦得到！

今日訓練：騷動
暖身運動（第 138 頁）

第 1 級：16 分鐘

1. 後弓箭步（第 160 頁） 8 下（每邊 4 下）
2. 窄式三點雙腿交叉（第 146 頁） 6 下（每邊 3 下）
3. 羅馬尼亞式單腳硬舉（第 157 頁） 8 下（每邊 4 下）
4. 讓我進去（第 150 頁） 6 下

第 2 級：20 分鐘

1. 側弓箭步（第 161 頁） 6 下（每邊 3 下）
2. 肩寬式三點雙腿交叉（第 147 頁） 6 下（每邊 3 下）
3. 雙臂 T 字羅馬尼亞式單腳硬舉（第 158 頁） 8 下（每邊 4 下）
4. 雙足前置讓我進去（第 150 頁） 6 下

第 3 級：24 分鐘

1. 鐵人麥克（第 161 頁） 6 下（每邊 3 下）
2. 寬式三點雙腿交叉（第 147 頁） 6 下（每邊 3 下）
3. 羅馬尼亞式單腳硬舉旋轉（第 159 頁） 8 下（每邊 4 下）
4. 雙腿彎曲讓我起來（第 151 頁） 6 下

　　請做適合自己等級的練習。依照先後順序，在完成指定的次數後換做下一項練習。在指定時間內盡可能完成多輪的練習。妳隨時可以休息，不過練習時盡可能不要中斷，休息時間也切勿過長。在訓練結束後，請記錄下完成整輪練習的次數。

緩和運動（第 168 頁）

我的秘訣

　　在做弓箭步與鐵人麥克時，請注意，雙臂與雙手應保持在正確的位置！尤其在雙手抱頭時，手肘切勿向前傾！這對於肩膀的柔軟度會有很大的幫助。

第**33**天

這是本週的最後一回練習。累了嗎？咬緊牙關撐下去吧！妳已完成了很多訓練，接下來的這一步，相信也難不倒妳！

今日訓練：暴君

暖身運動（第 138 頁）

第 1 級：5 輪

1. 肘撐抬臀（第 148 頁） 10 下（每邊 5 下）
2. 殭屍深蹲（第 162 頁） 20 下
3. 撐體搖擺（第 141 頁） 30 下
4. 羅馬尼亞式單腳硬舉（第 157 頁） 14 下（每邊 7 下）

第 2 級：6 輪

1. 抬臀（第 148 頁） 10 下（每邊 5 下）
2. 囚犯深蹲（第 163 頁） 16 下
3. 肘撐搖擺（第 142 頁） 30 下
4. 雙臂T字羅馬尼亞式單腳硬舉（第 158 頁） 14 下（每邊 7 下）

第 3 級：7 輪

1. 抬臀加伏地挺身（第 149 頁） 8 下（每邊 4 下）
2. 囚犯深蹲跳起（第 164 頁） 14 下
3. 手臂向後伸肘撐搖擺（第 142 頁） 12 下（每邊 6 下）
4. 羅馬尼亞式單腳硬舉旋轉（第 159 頁） 14 下（每邊 7 下）

　　請以順暢、穩定的速度做適合自己等級的訓練。動作務必確實。訓練結束後，請記錄自己所需的時間。

緩和運動（第 168 頁）

我的秘訣

　　如果妳做的是第 2 級或第 3 級訓練，而且暫時有輕微的運動傷害或其他身體障礙，不妨將某些練習降級，讓受傷或有侷限的部位減少負擔。

呼,真是辛苦的一週!無論如何恭喜妳在五天裡完成四回訓練,這可不是每個人都辦得到。因此我今天要提醒妳,注意自己的身體,盡可能讓自己放鬆!

今日功課:帶便當!

也許妳曾經覺得從家裡帶便當出來的人很可笑。現在,妳要成為他們的一員。這一點也不俗,反而極度實在與有益。妳一定有兩、三個適合微波爐使用的保鮮盒,往後可以用來攜帶食物。如果沒有,請去附近的大賣場買幾個。沒錯,妳得花點金錢和時間去烹調及打包餐點。但是當妳肚子餓時,馬上就能吃到可口又健康的餐點,妳絕對會為自己的付出感到無比欣慰。當然,如果妳喜歡的話,我也不反對將盒裡的餐點在加熱後盛在盤子上。保鮮盒同樣適合居家使用。妳想必曾經在用餐後還剩下一人份剩菜。把它們裝進保鮮盒裡,第二天拿出來食用。老實說,當妳打開營養豐富的便當時,朋友和同事會對妳投以羨慕眼光。

額外功課

如果妳喜歡,不妨也買一個可以放自製醬料的沙拉攪拌瓶。因為現成醬料達不到我們要求的品質。

果香沙拉醬

適合 2 人份的沙拉

4 湯匙橄欖油
2 湯匙黑色葡萄醋
1 茶匙漿果果醬(無糖!)
少許水
2 茶匙南瓜子

這是利用每個人家裡都有的材料做成的用途廣泛醬料。最好先在一個杯子或一只碗裡攪拌均勻,然後再淋在沙拉上。

第**35**天

今早起床時，妳或許還覺得很累。妳練得相當辛苦。不過給妳個驚喜，在這 90 天挑戰的第六週，我們還會再來一次！所以請妳好好地休息，尤其必須注意要有充足的睡眠！

今日功課：找出妳家附近最好的餐廳

為自己準備餐點是首選，這樣我們才能完全掌握食物內容。當然，偶爾出去吃個飯也能讓我們開心、放鬆。但是並非所有餐廳都符合我們的要求。雖然有許多餐廳會供應火雞雞胸肉的健康沙拉，可是也有不少地方提供的是現成的沙拉與桶裝醬料。妳今天的功課就是在住家附近好好巡視，看哪些餐廳有供應富含蛋白質和蔬菜的可口餐點。妳得找找看哪些餐廳有新鮮蔬菜做配菜，哪些餐廳有琳瑯滿目的沙拉。新的美食餐廳往往很有彈性，例如捲餅改用米飯而非餅皮，有的直接裝在碗裡，漢堡使用全麥麵包，沙拉取代薯條，檸檬水取代氣泡飲料。非洲與中東餐廳有許多很棒的肉類和蔬菜類餐點。不妨用手機 App 或網頁來搜尋。

行動力訓練

行動力訓練是由暖身運動（第 138 頁）與緩和運動（第 168 頁）組成。請注意，練習時動作要緩慢而確實！不必太過用力，不過是要保持專心，放鬆心情。

1. 四足跪地轉腿　10 下（每條腿 5 下）
2. 側臥旋肩　10 下（每邊 5 下）
3. 四足跪地轉下犬式　10 下
4. 手臂高舉單膝跪地　10 下（每邊 5 下）
5. Z 字拉伸　每個姿勢與每邊維持 20 秒鐘
6. 坐姿分腿側拉　每個姿勢與每邊維持 15 秒鐘
7. 蠍子拉伸　每個姿勢與每邊維持 20 秒鐘

我的秘訣

許多大城市裡有不少販賣沙拉與湯的餐廳，食材相當新鮮，妳在那裡可以找到合適的飲食。不過別忘了，用餐時要攝取充足的蛋白質！

第**36**天

新的一週開始，我們要再度重重敲擊妳已熟悉的「鐵鎚」。妳已得到妥善復原，各項練習妳也都熟悉了，請全力以赴！從明天起，一個全新訓練正等著妳去挑戰！

今日訓練：鐵鎚
暖身運動（第 138 頁）

第 1 級：每項練習 4 個回合

1. 蠍子高踢（第 143 頁）
2. 羅馬尼亞式單腳硬舉（第 157 頁）
3. 跳傘式（第 152 頁）
4. 雙手高舉弓箭步（第 165 頁）

第 2 級：每項練習 5 個回合

1. 蠍子側踢（第 144 頁）
2. 雙臂 T 字羅馬尼亞式單腳硬舉（第 158 頁）
3. 雙臂 T 字跳傘式（第 153 頁）
4. 側半邊弓箭步（第 166 頁）

第 3 級：每項練習 6 個回合

1. 蠍子側踢觸地（第 145 頁）
2. 羅馬尼亞式單腳硬舉旋轉（第 159 頁）
3. 雙臂 Y 字跳傘式（第 153 頁）
4. 雙邊觸地弓箭步（第 167 頁）

每項練習包含練習 40 秒（單邊練習時，在某一邊做完一下後換邊繼續），休息 20 秒。在繼續下一項練習前，請先完成一項練習應完成的所有回合數。請保持速度順暢、穩定，並且盡量不要做額外的休息。完成練習後，請記錄自己在每項練習的最後一回合裡各做了多少下。

緩和運動（第 168 頁）

我的秘訣

妳要有毅力，如果某回訓練或某項練習的成績退步切勿氣餒。人的狀況每天都會變，這很正常。

第37天

哪裡有「鐵鏈」，「鐵砧」就在不遠處。該來套新練習了！第一次做這套練習時，最重要的還是動作確實與純熟。往後幾週妳有足夠的機會創造新記錄！

今日訓練：鐵砧
暖身運動（第 138 頁）

第 1 級：4 輪

1. 肘撐抬臀（第 148 頁）
2. 後弓箭步（第 160 頁）
3. 讓我進去（第 150 頁）
4. 羅馬尼亞式單腳硬舉（第 157 頁）

第 2 級：5 輪

1. 抬臀（第 148 頁）
2. 側弓箭步（第 161 頁）
3. 雙足前置讓我進去（第 150 頁）
4. 雙臂 T 字羅馬尼亞式單腳硬舉（第 158 頁）

第 3 級：6 輪

1. 抬臀加伏地挺身（第 149 頁）
2. 鐵人麥克（第 161 頁）
3. 雙腿彎曲讓我起來（第 151 頁）
4. 羅馬尼亞式單腳硬舉旋轉（第 159 頁）

　　每項練習先做 45 秒（做單邊練習時，某一邊做完一下後換邊繼續），接著休息 15 秒，然後改做下一項練習。請根據自己的等級做 4、5 或 6 輪練習。請試著保持速度穩定，在練習的 45 秒裡不要中斷。訓練結束後，請記錄下最後一輪每項練習各做了幾次。

緩和運動（第 168 頁）

 Hooya!

　　本書裡的所有訓練名稱皆源自我在美國特種部隊服務的時期。當時它們曾被用作目標代號。

如果「鐵鏈」和「鐵砧」讓妳疲軟無力，今天的功課就在沙發上完成。攝取足夠的營養越來越重要，尤其是充足的蛋白質。辛苦訓練的人更要吃得好！兩者聯手會帶來成功。

今日功課：學習頂尖運動員的態度

成功人士（特別是成功的運動員）被問到成功秘訣時，我們往往可以聽到相同的答案：永不放棄！他們知道自己的狀態並非每天都處於顛峰，生病或受傷更會使他們的表現退步。儘管如此，他們還是一路往前，無論發生什麼事。如果他們在一場比賽中落敗，會試著在下一場贏回來。麥可·喬丹被許多人譽為有史以來最好的籃球選手，他在許多比賽中的絕殺球都成了傳奇。喬丹自己對此有何表示？他在球員生涯裡曾經輸過 300 多場比賽，有 9000 多次出手沒有命中，其中有 26 次因而與勝利失之交臂。然而，在每次失手和每次失敗後，他依然全力以赴。他表示，這或許就是他最後能如此成功的原因。妳正需要這樣的態度！切勿因為某天表現不好就灰心喪志。請戴上鋼盔，鼓起勇氣往前衝！最終一定會訓練成功。現在就請妳仔細讀下一頁的文章。

額外功課

請妳在自己家附近找一個戶外的練習場所。妳比較喜歡公園與大自然？或寧可選擇帶有城市風情的後院？

 Hooya!

或許妳有時會渴望和其他人一起練習，大家可以相互扶持、互相砥礪。妳可以和朋友一起訓練或上課。不過，有件事我必須跟妳說清楚：絕大多數真正成功的健身運動員都是獨自練習。因為，若是遇到不像妳這麼積極的人，他們會成為妳的阻力。沒錯，團隊或伙伴有時的確會有激勵效果，不過也很可能會淪為妳躲避訓練的幌子！

度過訓練低潮！

對於事情的熱情，可說是成就那件事的最佳動力。當妳熱切地投入，即使承受最大的痛苦也甘之如飴。可是我們的身心並非總是神采奕奕，它不是一部全年無休的熱情發動機，有時也會被好聽的藉口蒙蔽。也許妳在接受挑戰期間，曾在起床或下班時有過這樣的念頭：我今天沒興趣做訓練！或許是因為妳確實工作得太累，或許是因為妳忙著做重要的決定，或許是因為人際關係問題牽絆、困擾了妳。又或許，妳其實只是懶病復發。首先我想提醒妳：如果有什麼日子妳完全沒有動力練習，不必因此良心不安。這種事情其實很正常，這就是人性。連我也難免會碰上這樣的日子。在這種日子裡，我的內心會傳來一種聲音呼喚我：啊，今天就算了吧！

在這樣的日子裡，我們要做的事情再清楚簡單不過，那就是繼續練習！不要埋怨，不要猶疑，更不要找藉口，繼續做就對了！

我們在此談論的並不是無謂的浪費，而是每天花半小時（包括暖身與緩和）投資自己的健康與幸福。這半小時在妳生活中的地位不可動搖，不可以讓任何人、事、物取代！

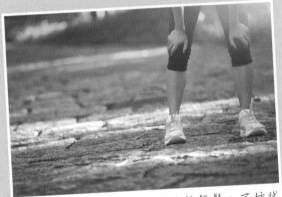

在優美環境中訓練會感到比較輕鬆。不妨試試！

有時，身體會用驚人的方式捉弄我們。以我自己為例，有時我在心理上會感到心力交瘁，可是在做了訓練後，精神又都來了。有時身體機器是依靠備載電力運行，這不過是它要重回高效運轉的小插曲。

在懶洋洋的日子裡，請先勉力跨出第一步，毫不遲疑地展開訓練，其他問題便會迎刃而解。對我來說，這時做暖身運動很重要，這不僅能幫助身體為訓練做好準備，也為腦袋做好準備。我可以暫時把正在忙的事擱在一邊，讓內心回復平靜，準備好全力以赴。

我從不曾說這場 90 天挑戰簡單容易。我曾經提醒過妳，這場挑戰會要求妳使出渾身解數。然而，最終讓我們自豪的並不是不勞而獲的成功，而是我們必須辛苦耕耘才能獲得的成果；我們為一件事投注了許多心力，這件事必會變得更有價值。這場挑戰結束時，妳同樣會取得如此成果。屆時回首這段期間，妳肯定會感到自豪，因為在最艱苦的日子裡，妳選擇繼續做下去！

第**39**天

我們已逐漸接近訓練計畫的一半，妳迄今的表現可圈可點！為了不讓妳無聊，我們今天要來嘗試一套新的訓練。請把握這次機會，好好熟悉一下新的練習！

今日訓練：燃燒器
暖身運動（第 138 頁）

第 1 級：16 分鐘

1. 殭屍深蹲（第 162 頁） 15 下
2. 肘撐觀星式（第 154 頁） 10 下（每邊 5 下）
3. 雙手高舉弓箭步（第 165 頁） 10 下（每邊 5 下）
4. 蠍子高踢（第 143 頁） 10 下（每邊 5 下）

第 2 級：20 分鐘

1. 囚犯深蹲（第 163 頁） 15 下
2. 觀星式（第 155 頁） 10 下（每邊 5 下）
3. 側半邊弓箭步（第 166 頁） 10 下（每邊 5 下）
4. 蠍子側踢（第 144 頁） 10 下（每邊 5 下）

第 3 級：24 分鐘

1. 囚犯深蹲跳起（第 164 頁） 15 下
2. 觀星式加伏地挺身（第 156 頁） 10 下（每邊 5 下）
3. 雙邊觸地弓箭步（第 167 頁） 10 下（每邊 5 下）
4. 蠍子側踢觸地（第 145 頁） 10 下（每邊 5 下）

請在指定時間內盡可能完成多輪練習。訓練結束後，請記錄下完成整輪練習的次數。請注意，動作務必確實！

緩和運動（第 168 頁）

我的秘訣

訓練期間不要太常去（或根本別去）注意時鐘。把心思完全擺在訓練上，計時器很快就會響！

第**40**天

繼上一回的新訓練後，本週還要再學套新的。今天遇上的是「小丑」！請先記好訓練流程，在訓練過程中才可省去不必要的休息。妳到目前為止始終奮戰不懈，今天妳同樣會有好表現！

今日訓練：小丑

暖身運動（第 138 頁）

第 1 級：5 輪

1. 後弓箭步（第 160 頁）　20 下（每邊 10 下）
2. 蠍子高踢（第 143 頁）　10 下（每邊 5 下）
3. 讓我進去（第 150 頁）　10 下
4. 肘撐抬臀（第 148 頁）　10 下（每邊 5 下）

第 2 級：6 輪

1. 側弓箭步（第 161 頁）　20 下（每邊 10 下）
2. 蠍子側踢（第 144 頁）　10 下（每邊 5 下）
3. 雙足前置讓我進去（第 150 頁）　10 下
4. 抬臀（第 148 頁）　10 下（每邊 5 下）

第 3 級：7 輪

1. 鐵人麥克（第 161 頁）　20 下（每邊 10 下）
2. 蠍子側踢觸地（第 145 頁）　10 下（每邊 5 下）
3. 雙腿彎曲讓我起來（第 151 頁）　10 下
4. 抬臀加伏地挺身（第 149 頁）　10 下（每邊 5 下）

請依序練習，並完成指定的輪數。妳隨時可以休息，但休息時間切勿過多。在訓練結束後，請記錄下自己所需的時間。

緩和運動（第 168 頁）

我的秘訣

在做新訓練時要格外專心。今天同樣是把焦點擺在學習新動作上。

第**41**天

多麼了不起的一氣呵成！我要恭喜妳，妳已通過本週的艱苦訓練！現在要做的再清楚不過：好好地歇腳、吃飯、睡覺！不過，我們還要再學習和嘗試一點新東西。

今日功課：吃點妳從前不喜歡的健康食物！

也許是菠菜，也許是綠色花椰菜，也許是無害的黃瓜。在妳小時候肯定有什麼蔬菜是妳一點也不想吃的。猜猜看？沒錯，今天妳要去吃！我並不是要折磨妳，絕對沒有那個意思！我們的喜好與習慣可能會隨著時間而改變。這也意味著，妳應該給自己討厭過的東西一個平反的機會。因此，請妳在今天某一餐裡加入從前不喜歡吃的蔬菜，可能的話直接生吃。妳應該已漸漸忘記，妳小時候會把它們全部吐出來。但妳會發現這些蔬菜吃起來沒有記憶中那麼糟。同理也可以試著去接受妳曾經有成見的事物，或許妳如今已能對它們另眼相待。

 Hooya! --

妳為孩子樹立的榜樣會影響他們的一生。如果妳喜歡運動，妳的子女長大後很可能也會喜歡運動。在飲食方面，餐桌上總是出現冷凍披薩，或是些營養健康的菜餚，同樣也會帶來巨大差異。--

我的秘訣

捏著鼻子硬吞下去不算數。請妳抱持好奇與開放的心！

第**42**天 喜歡休息日嗎？妳無論如何應該安安心心放個假！不妨回顧一下過去六週的訓練。成績斐然！妳也曉得，下一回訓練已在等著妳。明天妳要再度全力衝刺。

今日功課：肌肉漸進地放鬆

妳在挑戰第一週已認識過身體的積極復原，今天我們要做的是精神的積極復原。妳的功課是嘗試漸進式的肌肉放鬆。或許妳已練習過放鬆技巧，不過這回要做的是一套相當實用的方法，說穿了只是要讓妳的內心復歸平靜，精神集中。這項簡短練習大抵如下：先找個安靜的地方坐好，閉上眼睛，用力深呼吸一分鐘，然後從腳趾開始輪流關注身上的肌肉群，先繃緊肌肉四到五秒鐘（請勿做到抽筋的地步），接著用同樣的時間放鬆。在同一部位重複 10 次，然後以同樣方式逐步往上到頸部。不妨花上半小時做這個練習。順道一提，這項技巧在平日也適用！

行動力訓練

行動力訓練是由暖身運動（第 138 頁）與緩和運動（第 168 頁）組成。請注意，練習時動作要緩慢而確實！不必太過用力，不過要保持專心，放鬆心情。

1. 四足跪地轉腿　10 下（每條腿 5 下）
2. 側臥旋肩　10 下（每邊 5 下）
3. 四足跪地轉下犬式　10 下
4. 手臂高舉單膝跪地　10 下（每邊 5 下）
5. Z 字拉伸　每個姿勢與每邊維持 20 秒鐘
6. 坐姿分腿側拉　每個姿勢與每邊維持 15 秒鐘
7. 蠍子拉伸　每個姿勢與每邊維持 20 秒鐘

第**43**天

妳已認識了這場90天挑戰的所有訓練。從現在起一直到挑戰結束,妳每週會做這八套練習中的四套。妳將日起有功,取得越來越好的成績。保持下去!

今日訓練:評量

暖身運動(第 138 頁)

第 1 級:每項練習 4 個回合

1. 撐體搖擺(第 141 頁)　目標:每回合 25 下
2. 讓我進去(第 150 頁)　目標:每回合 12 下
3. 後弓箭步(第 160 頁)　目標:每回合 12 下(每邊 6 下)
4. 窄式三點雙腿交叉(第 146 頁)　目標:每回合 12 下(每邊 6 下)

第 2 級:每項練習 5 個回合

1. 肘撐搖擺(第 142 頁)　目標:每回合 25 下
2. 雙足前置讓我進去(第 150 頁)　目標:每回合 12 下
3. 側弓箭步(第 161 頁)　目標:每回合 12 下(每邊 6 下)
4. 肩寬式三點雙腿交叉(第 147 頁)　目標:每回合 12 下(每邊 6 下)

第 3 級:每項練習 6 個回合

1. 手臂向後伸肘撐搖擺(第 142 頁)
2. 雙腿彎曲讓我起來(第 151 頁)
3. 鐵人麥克(第 161 頁)
4. 寬式三點雙腿交叉(第 147 頁)

　　請根據自己的等級依次完成每項練習 4、5 或 6 個回合,練習過程中,每練 30 秒就休息 30 秒。請計算確實完成的次數,並在每個回合完成後記下。如果妳在每個回合都能達到規定的目標次數,接下來的訓練就可以晉升一級;除非妳已躍上第 3 級。

緩和運動(第 168 頁)

我的秘訣

　　如果經過評量後仍停留在較低的級別上,請不要氣餒!訓練單元的成功與否取決於強度,並非等級。

第**44**天

也許大多數高負荷訓練單元還是令妳肌肉痠痛。撐下去,過不久便會好多了!享受訓練時的全力以赴,享受訓練後淋浴的快感吧!

今日訓練:作品

暖身運動(第 138 頁)

第 1 級:4 輪

1. 蠍子高踢(第 143 頁)
2. 殭屍深蹲(第 162 頁)
3. 窄式三點雙腿交叉(第 146 頁)
4. 跳傘式(第 152 頁)

第 2 級:5 輪

1. 蠍子側踢(第 144 頁)
2. 囚犯深蹲(第 163 頁)
3. 肩寬式三點雙腿交叉(第 147 頁)
4. 雙臂 T 字跳傘式(第 153 頁)

第 3 級:6 輪

1. 蠍子側踢觸地(第 145 頁)
2. 囚犯深蹲跳起(第 164 頁)
3. 寬式三點雙腿交叉(第 147 頁)
4. 雙臂 Y 字跳傘式(第 153 頁)

　　每項練習先做 45 秒(做單邊練習時,某一邊做完一下後換邊繼續),接著休息 15 秒,然後改做下一項練習。請根據自己的等級做 4、5 或 6 輪練習。請試著保持速度穩定,在練習的 45 秒裡不要中斷。練習完成後,請記錄下在最後一輪中每項練習各重複了幾次。

緩和運動(第 168 頁)

我的秘訣

利用練習間暫停的 15 秒預想下一項練習的流程,讓自己立刻擺好正確的起始姿勢。

第**45**天

中場休息！這意味著，妳已完成了 25 回訓練，這比某些上健身房運動的人一整年的訓練量還多。我為妳的堅持感到驕傲，妳也該感到自豪。請妳用同樣滿滿的活力完成下一半的訓練！

今日功課：對垃圾食物與冷凍食品說不！

在妳指責之前我要先反駁：我無意要妳當苦行僧，也無意剝奪妳人生的樂趣！我其實也喜歡偶爾吃點甜食或重口味、油膩的東西，只要不妨礙我的訓練和身體狀態。這便是癥結所在。現在我們正在做高強度訓練，為取得最大成效，妳必須付出最大的努力，付出點犧牲。飲食是訓練的基礎，而我希望妳在這場 90 天挑戰裡擁有真正能獲得成功的條件。在這脈絡下，不得不對垃圾食物與冷凍食品說不，對人工甜食說不，對來自化學實驗室的食物說不，因為它們都不是真正的食物。我們過幾天會再回過頭來聊這個。妳看過我們的食譜，或許已經明白：真正的食物不會妨礙健康！要讓食物可口，既不需要增味劑，也不需要一大堆添加物。俗語說得好：萬事起頭難！請仔細閱讀下一頁文章，徹底實踐文章的指示。

額外功課

或許妳對拳擊運動的興趣不大，但也請去看看曾經榮獲四座奧斯卡金像獎的名片《登峰造擊》（Million Dollar Baby）。電影描述出身自貧窮的女拳擊手瑪姬奮發向上的故事。妳會看到主角展現的意志力有多麼不可思議。

我的秘訣

我喜歡吃越南菜，越南餐廳有許多像樣的食物：蛋白質、蔬菜、完美的辣味！請根據自己的訓練目標，少吃或盡可能多吃米飯。

抗拒誘惑的方法

　　妳在過去幾週裡一定想過：來根巧克力棒或來塊蛋糕吧！或者渴望來點不會出現在90天挑戰菜單上的食物。身體對於糖或其他不健康食物的渴望真的很固執，主要牽扯到我們對於自己喜歡的不健康食物的回憶與情感。我們想的不僅是品嚐的口味，還有品嚐的感覺。

　　一段糟糕的關係結束一段時間後，我們人類只會收藏最美好的回憶，對食物的依戀也是如此。我們會在內心嘀咕：架上的巧克力是世上最美妙、最可口的食物！這樣的誘惑很難抗拒。好消息是我們可以設定自己的身體，讓它知道什麼是好的。用一點智慧與頑強，妳一定辦得到。當妳十分渴望糖、酒精或其他人工食品時，請保持清醒，仔細做個分析：我們要的是能幫助我們繼續向前的食物，它們富含蛋白質、優質脂肪和其他營養。每一餐都可能讓我們進步，同樣的，每一餐也都有可能讓我們退步。妳的訓練是如此辛苦，而且投入了這麼多，絕不能眼睜睜看著自己的付出付諸東流！

到了超市，請先不要踏入「危險區」！

　　當背後隱藏著社群壓力時，要對不健康的食物說不特別不容易，尤其是酒精。許多地方的飲酒文化仍不容置疑：暢飲者開心，拒飲者掃興。恭敬卻堅決地推辭，甚至會被視為不合群。

　　這完全是種扭曲的觀念，彷彿妳該為別人的心情負責。事實上，妳只需要為妳自己負責！妳已經決定在這場 90 天挑戰裡，徹底改變日常生活裡的一些事。妳已取得了主控權！或許在妳周遭的人十分佩服妳的紀律嚴明。無奈的是，人們在團體裡鮮少會讚揚一個人的自制力，卻會輕率地去嘲笑他不喝啤酒。

　　也許在這 90 天過後，妳會再去品嚐自己以前喜歡的食物，屆時妳會發現，這些食物比妳記憶中更造作、更虛假。因為在這段期間裡，妳已告訴自己的身體什麼才是它真正需要的東西。更重要的是那些真正的食物可口無比！

第**46**天 希望妳已妥善休息，睡眠充足，準備好迎接挑戰的下半場訓練。今天同樣請妳在計時器鈴響前卯足全勁。火力全開，沒有任何藉口！

今日訓練：騷動

暖身運動（第 138 頁）

第 1 級：16 分鐘

1. 後弓箭步（第 160 頁）　8 下（每邊 4 下）
2. 窄式三點雙腿交叉（第 146 頁）　6 下（每邊 3 下）
3. 羅馬尼亞式單腳硬舉（第 157 頁）　8 下（每邊 4 下）
4. 讓我進去（第 150 頁）　6 下

第 2 級：20 分鐘

1. 側弓箭步（第 161 頁）　6 下（每邊 3 下）
2. 肩寬式三點雙腿交叉（第 147 頁）　6 下（每邊 3 下）
3. 雙臂T字羅馬尼亞式單腳硬舉（第 158 頁）　8 下（每邊 4 下）
4. 雙足前置讓我進去（第 150 頁）　6 下

第 3 級：24 分鐘

1. 鐵人麥克（第 161 頁）　6 下（每邊 3 下）
2. 寬式三點雙腿交叉（第 147 頁）　6 下（每邊 3 下）
3. 羅馬尼亞式單腳硬舉旋轉（第 159 頁）　8 下（每邊 4 下）
4. 雙腿彎曲讓我起來（第 151 頁）　6 下

　　請做適合自己等級的練習。依照先後順序，在完成指定的次數後換做下一項。在指定時間內盡可能完成多輪練習。妳隨時可以休息，不過練習時盡可能不要中斷，休息時間也切勿過長。在訓練結束後，請記錄下完成整輪練習的次數。

緩和運動（第 168 頁）

我的祕訣

　　做「拉的練習」時，請注意核心肌群要保持穩定，身體不要彎曲！在這情形下，硬得像木板難得是件好事。

第47天

妳有兩個高興的理由：一來妳在本週還有一次全力以赴的機會，二來接著會有兩個休息日。妳喝了足夠的水嗎？在訓練日裡，補充充足的水分格外重要。

今日訓練：暴君
暖身運動（第 138 頁）

第 1 級：5 輪

1. 肘撐抬臀（第 148 頁）　10 下（每邊 5 下）
2. 殭屍深蹲（第 162 頁）　20 下
3. 撐體搖擺（第 141 頁）　30 下
4. 羅馬尼亞式單腳硬舉（第 157 頁）　14 下（每邊 7 下）

第 2 級：6 輪

1. 抬臀（第 148 頁）　10 下（每邊 5 下）
2. 囚犯深蹲（第 163 頁）　16 下
3. 肘撐搖擺（第 142 頁）　30 下
4. 雙臂T字羅馬尼亞式單腳硬舉（第 158 頁）　14 下（每邊 7 下）

第 3 級：7 輪

1. 抬臀加伏地挺身（第 149 頁）　8 下（每邊 4 下）
2. 囚犯深蹲跳起（第 164 頁）　14 下
3. 手臂向後伸肘撐搖擺（第 142 頁）　12 下（每邊 6 下）
4. 羅馬尼亞式單腳硬舉旋轉（第 159 頁）　14 下（每邊 7 下）

　　請以順暢、穩定的速度做適合自己等級的訓練。動作務必確實。訓練結束後，請記錄下自己所需的時間。

緩和運動（第 168 頁）

 Hooya! ---

　　彼拉提斯廣受女性青睞是有原因的：強有力的核心肌群在日常生活中的重要性無可取代！其中有些練習讓我深刻感受到這一點。可是彼拉提斯缺乏強度，缺乏對心臟循環系統的刺激。妳可以藉我的訓練方法來補足！-------------------------------

第**48**天　如今妳對身體的感覺不一樣了吧？是否感受到自己各方面的活動更穩定了？自信心是否也變得更強？切記，每個成功的挑戰日都是對未來最好的投資。

今日功課：對抗冷嘲熱諷！

看到別人有成就，大多數人會採取以下兩種截然不同的態度：一是衷心承認與祝福，一是酸溜溜地奚落與嘲諷。在妳周遭肯定有人注意到，妳在過去幾週全心全意且遵守紀律地訓練和飲食。除了把妳說成瘋子外，他們沒有更好的方式表達心中妒意。因為妳滴酒不沾，訓練也成為生活中重要的一環。從現在起，請妳讓自己和那些人明白：妳做這些事，無非是因為這會讓妳成為一個更積極、更健康、更幸福的人，可以更樂觀、更有自信地度人生，不必過度操心身體健康，有更多時間享受人生。對於那些不能或不想理解的人，老實說，妳也不必去理會！

額外功課

刻意走到超市裡擺放妳最愛零食（如甜食或洋芋片）的貨架前，仔細瞧一瞧它們的包裝，尤其是成分。妳就會知道為何它們不該再出現在妳的飲食計畫裡（糖！）。然後把它們放回架上。

我的秘訣

有些人一天到晚說生活中什麼不行。一下子牽拖天氣不好，一下子責怪政府無能，一下子又抱怨大家都對他不友善。他所說的，無非是些自以為是的藉口，藉此來包裝「我沒有成就事情的意志」。別聽他們的話，那些話只會阻礙妳。我們要關心的是可以做到什麼，達成什麼！

第**49**天　如果妳今天有點坐不住，不妨藉此機會做做行動力訓練。它能幫助妳改善柔軟度。

今日功課：去咖啡廳坐坐，可是不要吃蛋糕！

今天請妳在自己家附近找間咖啡廳；可以是妳熟悉的，也可以是妳想去嚐鮮的。我想指出的是：在拿鐵馬奇朵與巧克力蛋糕之間還是有妳不需要捨棄的更好選擇。當然不能由飲料攝取熱量，這項原則依然適用。因此，所有加奶加糖的特調咖啡已被全數排除。幾乎沒有熱量的黑咖啡是能量推進劑，是個正確選擇。妳會十分訝異，不被牛奶和糖主導的咖啡，品嚐起來層次多麼變化多端。那麼茶呢，比如新鮮沖泡的薄荷茶？請仔細看菜單，上面一定有既營養又鮮甜的餐點符合我們的飲食計畫，例如加了培根或鮭魚的炒蛋，或是天然優格配新鮮水果沙拉。在咖啡廳和在餐廳一樣，只要品質沒問題，工作人員會很樂意遵照妳所願。用完餐後妳可以安心地回家，因為妳不僅吃得好也吃得聰明。對了，出門時別帶手機。

行動力訓練

行動力訓練是由暖身運動（第 138 頁）與緩和運動（第 168 頁）所組成。請注意，練習時動作要緩慢而確實！不必太過用力，不過要保持專心，放鬆心情。

1. 四足跪地轉腿　10 下（每條腿 5 下）
2. 側臥旋肩　10 下（每邊 5 下）
3. 四足跪地轉下犬式　10 下
4. 手臂高舉單膝跪地　10 下（每邊 5 下）
5. Z字拉伸　每個姿勢與每邊維持 20 秒鐘
6. 坐姿分腿側拉　每個姿勢與每邊維持 15 秒鐘
7. 蠍子拉伸　每個姿勢與每邊維持 20 秒鐘

我的祕訣

日益受到歡迎的西班牙餐廳相當符合我們飲食計畫的要求。現在許多城市裡都能找到這樣的餐廳，妳在那裡可以完全依照個人需求點選牛肉到海鮮等許多富含蛋白質與蔬菜的餐點，連帶享受地中海風情。

第**50**天

想必妳周遭的人已開始對妳的改變議論紛紛。如今妳的身體已有了明顯改變，妳也感覺到自己更健康、更有活力。繼續努力！

今日訓練：鐵鎚

暖身運動（第 138 頁）

第 1 級：每項練習 4 個回合

1. 蠍子高踢（第 143 頁）
2. 羅馬尼亞式單腳硬舉（第 157 頁）
3. 跳傘式（第 152 頁）
4. 雙手高舉弓箭步（第 165 頁）

第 2 級：每項練習 5 個回合

1. 蠍子側踢（第 144 頁）
2. 雙臂 T 字羅馬尼亞式單腳硬舉（第 158 頁）
3. 雙臂 T 字跳傘式（第 153 頁）
4. 側半邊弓箭步（第 166 頁）

第 3 級：每項練習 6 個回合

1. 蠍子側踢觸地（第 145 頁）
2. 羅馬尼亞式單腳硬舉旋轉（第 159 頁）
3. 雙臂 Y 字跳傘式（第 153 頁）
4. 雙邊觸地弓箭步（第 167 頁）

　　每項練習包含了 40 秒的訓練（做單邊練習時，某一邊做完一下後換邊繼續），和 20 秒的休息。在繼續下一項練習前，請先完成一項練習應完成的所有回合數。請保持順暢、穩定的速度，盡量不要做額外的休息。完成練習後，請記錄下自己在每項練習的最後一回合裡各做了多少下。

緩和運動（第 168 頁）

我的秘訣

　　在做「跳傘式」練習時，請想像在自由落體狀態下，空氣阻力會將妳的雙臂及雙腿往上推擠。

第51天

訓練肯定已在妳的生活中無可取代。那麼，妳知道有什麼事情會比訓練讓妳感覺更好？沒錯，就是刷新記錄。今天又輪到「鐵砧」登場。給它點顏色瞧瞧吧！

今日訓練：鐵砧

暖身運動（第 138 頁）

第 1 級：4 輪

1. 肘撐抬臀（第 148 頁）
2. 後弓箭步（第 160 頁）
3. 讓我進去（第 150 頁）
4. 羅馬尼亞式單腳硬舉（第 157 頁）

第 2 級：5 輪

1. 抬臀（第 148 頁）
2. 側弓箭步（第 161 頁）
3. 雙足前置讓我進去（第 150 頁）
4. 雙臂T字羅馬尼亞式單腳硬舉（第 158 頁）

第 3 級：6 輪

1. 抬臀加伏地挺身（第 149 頁）
2. 鐵人麥克（第 161 頁）
3. 雙腿彎曲讓我起來（第 151 頁）
4. 羅馬尼亞式單腳硬舉旋轉（第 159 頁）

每項練習先做 45 秒（做單邊練習時，某一邊做完一下後換邊繼續），接著休息 15 秒，然後改做下一項練習。請根據自己的等級做 4、5 或 6 輪練習。請試著保持速度穩定，做訓練的 45 秒裡不要中斷。訓練結束後，請記錄下最後一輪中每項練習各重複了幾次。

緩和運動（第 168 頁）

訓練後飲用
健身用鳳梨可樂達

1 人份，約 25 克蛋白質

300 毫升椰子汁
1 把新鮮鳳梨
2 湯匙蛋白粉（原味或香草口味）
視個人喜好酌量添加碎冰塊

將所有材料放入調理機或用攪拌器打勻即可飲用。

第**52**天

妳可能會覺得不耐煩，但我還是要提醒妳：真正的健身並非只有訓練，飲食和休養也是重要環節。妳一定很高興，因為本週我們要聊的主題是「享受」！

今日功課：在不妨礙訓練目標下獎勵自己

妳一定曉得這種感覺：做完訓練後去淋浴時，雖然精疲力竭，卻又會感到無比歡欣。運動後會有一卡車的快樂激素傾瀉而出。這也就是為何妳在此時此刻會對自己的受苦受難感到自豪和滿足。或許有人認為，規律訓練有如此回報已足夠。不過事情沒有那麼簡單。要得到這種激素刺激，我們必須不斷提高訓練成效，因為身體會很快習於某種程度的負擔。此外，有時內生系統在我們精疲力竭後營造不出確實的快感。我們會聊一聊，在這樣的日子裡如何心安理得地好好慰勞自己。請妳仔細閱讀下一頁的文章。

額外功課

今天請妳為自己實現一個小小的願望，為了妳始終恪守的紀律！也許去看妳一直想看的動作片，或是買張妳喜歡的歌手新專輯。好好享受吧！

我的祕訣

我真的很少看電視。不過有時遇上好影集，我不會放過。過去這段時間最吸引我的是《絕命毒師》（Breaking Bad）與《夢魘殺魔》（Dexter）。花上個把小時坐在沙發上看影集也是犒賞自己的方法！

用聰明方法給自己獎勵！

當我們成就了非比尋常的事，會樂於享有獎勵。這需求牢牢固定在我們的突觸裡，基本上不算是壞事，畢竟實至名歸的良好感覺會讓獎勵更甜美。有時我們為了慶祝會暴飲暴食，或是飲用有礙健康的飲料，但這也不是大問題。慶祝是好事，對我們的心理很重要。可是有個更聰明的做法：慶祝時別食用身體不需要的玩意，免得妳在成功之路上倒退走。

我希望妳可以繼續獎勵自己。如果妳某天確實訓練得很辛苦，最終也取得了很好的成績，那就值得慰勞自己。只不過獎勵不該是一包洋芋片或一罐啤酒。妳曉得，我們要的是能幫助我們前進的營養。訓練後喝酒精飲料會打亂妳身體裡許多運作程序，因為這時身體得先忙著解毒。

因此我們要尋找替代品，也就是尋找真正對妳有益的獎勵。獎勵可以是食物，但不一定非得是。舉例來說：妳在工作上達成了一項重要目標，有充分理由為自己驕傲，過去妳會喝啤酒慶祝，如今我們要找個兼顧身心的慰勞方法。何不試試自己親手做的冰沙和喜歡吃的水果？或是去自己喜歡的餐廳點一大份沙拉？或是一包昂貴的堅果？可行的方法比比皆是！

去農家或是去生鮮市集採購獎勵自己。那裡有許多很棒的東西等待妳發現！

讓自己的腦筋轉一下。慶祝並不等於應該喝酒，即使這樣的觀念在我們的社會根深蒂固。我想告訴妳，妳有主控權，對妳的身體也是。妳可以指示自己的身體，它應當如何得到獎勵。老實說，喝到三更半夜最後頭昏腦脹地回家，睡到不省人事，這樣真的很棒嗎？

當然，不必老是用飲食犒賞自己，妳肯定有其他物質慾望。一旦成功減肥塑身，何不為衣櫥添幾件新裝？妳既然認真努力，成功就應該讓大家看見。何不買一件喜愛品牌新推出的上衣呢？

最後應當牢記：當我成就了什麼便會有好事降臨！無論是訓練或是人生，這會幫助妳付出更多心力，取得更多成就。請妳立刻用獎勵把自己往前推進吧！

第53天

妳已進入挑戰的第八週。對於整個八套練習,現在妳應該如數家珍。萬一還有什麼不明白的地方,請針對那些練習仔細地再研究一遍!

今日訓練:燃燒器
暖身運動(第138頁)

第1級:16分鐘

1. 殭屍深蹲(第162頁)　15下
2. 肘撐觀星式(第154頁)　10下(每邊5下)
3. 雙手高舉弓箭步(第165頁)　10下(每邊5下)
4. 蠍子高踢(第143頁)　10下(每邊5下)

第2級:20分鐘

1. 囚犯深蹲(第163頁)　15下
2. 觀星式(第155頁)　10下(每邊5下)
3. 側半邊弓箭步(第166頁)　10下(每邊5下)
4. 蠍子側踢(第144頁)　10下(每邊5下)

第3級:24分鐘

1. 囚犯深蹲跳起(第164頁)　15下
2. 觀星式加伏地挺身(第156頁)　10下(每邊5下)
3. 雙邊觸地弓箭步(第167頁)　10下(每邊5下)
4. 蠍子側踢觸地(第145頁)　10下(每邊5下)

　　請在指定時間內盡可能完成多輪練習。訓練結束後,請記錄下完成整輪練習的次數。請注意,動作務必確實!

緩和運動(第168頁)

我的秘訣

　　在做「弓箭步」練習時,請盡可能壓低身體,直到膝蓋幾乎觸及地面!將運動範圍擴展到最大可收到最大的成效。

第54天

妳又來到每週第五天的第四回訓練。我再次希望妳在迎接接下來兩個休息日之前依然能全力以赴。妳是位鬥士,今天就好好表現吧!

今日訓練:小丑

暖身運動(第138頁)

第1級:5輪

1. 後弓箭步(第160頁)　20下(每邊10下)
2. 蠍子高踢(第143頁)　10下(每邊5下)
3. 讓我進去(第150頁)　10下
4. 肘撐抬臀(第148頁)　10下(每邊5下)

第2級:6輪

1. 側弓箭步(第161頁)　20下(每邊10下)
2. 蠍子側踢(第144頁)　10下(每邊5下)
3. 雙足前置讓我進去(第150頁)　10下
4. 抬臀(第148頁)　10下(每邊5下)

第3級:7輪

1. 鐵人麥克(第161頁)　20下(每邊10下)
2. 蠍子側踢觸地(第145頁)　10下(每邊5下)
3. 雙腿彎曲讓我起來(第151頁)　10下
4. 抬臀加伏地挺身(第149頁)　10下(每邊5下)

請依序練習,並完成指定的輪數。妳隨時可以休息,但休息時間切勿過多。在訓練結束後,請記錄下自己所需的時間。

緩和運動(第168頁)

 Hooya! --

許多健身運動員都固執地抱持這個看法:大量重複次數的肌力訓練可以讓肌肉的線條更好。對此我只能說:沒有搭配適當飲食(特別是減少碳水化合物攝取)根本不可能!搭配高強度的間歇式訓練,是減少脂肪、增長肌肉線條分明的最好方法。------------------------------------

沒有訓練的日子並不代表沒有紀律，最重要的是為身體的修復與生長攝取足夠的蛋白質。此外我還要苦口婆心問一句：妳的睡眠依然充足嗎？

今日功課：找出自己喜歡的新甜食

許多人喜歡吃巧克力，往往會用做獎勵。因為有些人指出，吃下巧克力後，我們的體內會分泌出快樂激素。好消息是：妳可以繼續吃巧克力，偶爾吃一次。不太好的消息是：妳必須仔細區別巧克力。基本原則是：可可含量至少要有 80% 以上，不許有任何添加物，頂多折下一小排品嚐。如此一來便可以確定妳吃的巧克力含糖量很少，而且不含其他有的沒的，攝取量也一目了然。妳覺得可可含量太高太苦？請多包涵，試著習慣吃這樣的巧克力。說不定過了幾星期後，妳就再也不喜歡吃牛奶巧克力了，因為它們實在太甜了！同樣原則也適用於其他甜食和點心，例如蛋糕、水果沙拉、優格等。切記，離糖遠一點！

額外功課

為自己準備從未品嚐過的堅果（原味！）。基本上，堅果是優良的脂肪與蛋白質來源。妳會訝異，它們的味道居然如此變化多端！

蛋白質炸彈乳酪蛋糕

8～10 塊，每塊約 20 克蛋白質

500 克凝乳（脂肪含量最好是 40%）
可選擇添加：2 湯匙蛋白粉（最好是香草口味）
5 顆蛋
少許檸檬皮
肉桂粉
兩把妳喜歡的漿果

烤箱（頂部和底部）預熱至 200 度。將凝乳、粉、蛋和檸檬皮攪拌均勻，倒入鋪有烘焙紙的小型蛋糕模裡（直徑約 20 公分）分散平均。大方地撒上肉桂粉。放入烤箱烤 30 分鐘。待冷卻後用漿果裝飾。放入冰箱中冷藏，吃起來別有一番風味！

第56天

回首來時路，妳已熬過了 55 天。此後還有 34 個日子等著妳，其中包含了 20 回訓練；換言之，妳還有 20 次讓身體和體能進步的機會！今天就請妳好好休息。

今日功課：刻意去淋浴或泡澡

當我跟妳說去泡澡或沖澡，妳或許會想：這不是我一直都在做的事嗎？是的，妳當然都有固定在淋浴。只不過此淋浴不等於彼淋浴。當妳一大早在上班前趕緊到浴室沖個澡，幾乎沒有放鬆的意義可言。在妳辛苦完成訓練之後，好整以暇地享受淋浴帶來的舒爽，這時才稱得上放鬆。我想藉此指出：連那些看似理所當然的事物也適合用來當作獎勵，只要妳正確地運用。因此，今天請妳去泡個澡，如果沒有浴缸，就請妳去淋個浴。請注意，重點不在清潔身體。如果可以的話不妨同時聽聽收音機，或者看本書、喝杯冷飲。請不要趕時間，也別讓他人來打擾妳。從悠閒中營造生活品質！藉助正確做法就能辦到。對了，記得把手機擺在別的地方！

行動力訓練

行動力訓練是由暖身運動（第 138 頁）與緩和運動（第 168 頁）組成。請注意，練習時動作要緩慢而確實！不必太過用力，不過要保持專心，放鬆心情。

1. 四足跪地轉腿　10 下（每條腿 5 下）
2. 側臥旋肩　10 下（每邊 5 下）
3. 四足跪地轉下犬式　10 下
4. 手臂高舉單膝跪地　10 下（每邊 5 下）
5. Z 字拉伸　每個姿勢與每邊維持 20 秒鐘
6. 坐姿分腿側拉　每個姿勢與每邊維持 15 秒鐘
7. 蠍子拉伸　每個姿勢與每邊維持 20 秒鐘

我的秘訣

下回去購物時請買瓶新的沐浴乳、止汗劑或香水。不過不要挑妳一直在買的，挑點陌生、新鮮、有活力的香味，配合妳積極的生活！

第**57**天

如果妳在挑戰開始前就有一點訓練經驗，每回訓練或許無法一直出現長足進步。這是正常的，沒什麼大不了。但每回的訓練都是值得的！

今日訓練：評量

暖身運動（第 138 頁）

第 1 級：每項練習 4 個回合

1. 撐體搖擺（第 141 頁）　目標：每回合 25 下
2. 讓我進去（第 150 頁）　目標：每回合 12 下
3. 後弓箭步（第 160 頁）　目標：每回合 12 下（每邊 6 下）
4. 窄式三點雙腿交叉（第 146 頁）　目標：每回合 12 下（每邊 6 下）

第 2 級：每項練習 5 個回合

1. 肘撐搖擺（第 142 頁）　目標：每回合 25 下
2. 雙足前置讓我進去（第 150 頁）　目標：每回合 12 下
3. 側弓箭步（第 161 頁）　目標：每回合 12 下（每邊 6 下）
4. 肩寬式三點雙腿交叉（第 147 頁）　目標：每回合 12 下（每邊 6 下）

第 3 級：每項練習 6 個回合

1. 手臂向後伸肘撐搖擺（第 142 頁）
2. 雙腿彎曲讓我起來（第 151 頁）
3. 鐵人麥克（第 161 頁）
4. 寬式三點雙腿交叉（第 147 頁）

請根據自己的等級依次完成每項練習 4、5 或 6 個回合，在練習過程中，每練 30 秒就休息 30 秒鐘。請計算確實完成的次數，每個回合完成後記下。如果妳在每個回合都能達到規定的目標次數，就可以在接下來的訓練裡晉升一級；除非妳已躍上了第 3 級。

緩和運動（第 168 頁）

我的祕訣

妳是否都有注意呼吸？呼吸一定要有規律，切勿在練習中憋氣！

第**58**天

努力克服像 90 天挑戰的難關，感覺很棒吧？相信我，當妳最終通過了挑戰，感覺鐵定會更美好。為此，今天請妳再度拿出真本事，好好做每天的練習！

今日訓練：作品
暖身運動（第 138 頁）

第 1 級：4 輪
1. 蠍子高踢（第 143 頁）
2. 殭屍深蹲（第 162 頁）
3. 窄式三點雙腿交叉（第 146 頁）
4. 跳傘式（第 152 頁）

第 2 級：5 輪
1. 蠍子側踢（第 144 頁）
2. 囚犯深蹲（第 163 頁）
3. 肩寬式三點雙腿交叉（第 147 頁）
4. 雙臂 T 字跳傘式（第 153 頁）

第 3 級：6 輪
1. 蠍子側踢觸地（第 145 頁）
2. 囚犯深蹲跳起（第 164 頁）
3. 寬式三點雙腿交叉（第 147 頁）
4. 雙臂 Y 字跳傘式（第 153 頁）

　　每項練習先做 45 秒（做單邊練習時，某一邊做完一下後換邊繼續），接著休息 15 秒，然後改做下一項練習。請根據自己的等級做 4、5 或 6 輪練習。請保持速度穩定，做訓練的 45 秒裡不要中斷。練習完成後，請記錄下在最後一輪中每項練習各重複了幾次。

緩和運動（第 168 頁）

 Hooya! ---

　　難度分級也適用於徒手重量訓練。不是每個人都能立刻把傳統的伏地挺身做得很好。如果改成上半身抬高，支撐在桌邊，做起來會容易許多！---

第**59**天

今天是休息日和動腦日！過去幾週裡，妳讀過不少健身及健康生活方式的文章。不過還沒完呢，還有不少東西要學！畢竟這社會充斥著許多似是而非的說法。

今日功課：使用真正有益的營養補充品

幾乎每位職業運動員在飲食上都有怪癖。有些人一天要吃十根香蕉，有些人酷愛杏仁醬，有些人早餐沒有搭配蜂蜜就食不下嚥。在個別情況下，「運動佳績與特殊飲食習慣有直接關聯」，說法當然誘人，實際情況卻比較複雜。許多食物會被吹捧成靈丹妙藥，有時只是稍微誇大，有時卻根本是騙局一場（例如將普通的優格包裝成腸胃救星行銷）。我在往後幾天將教妳看穿某些食物在賣什麼把戲，在不背離我們對自然與健康的基本原則下，增進更多相關知識。我必須先聲明，我的推薦名單其實很短，因為我完全不希望妳在這方面多花冤枉錢。請妳仔細閱讀下一頁的文章。

我的秘訣

做訓練之前需要來點興奮劑？在訓練前可以喝杯咖啡或綠茶。如果覺得有必要額外補充能量，不妨喝杯新鮮現榨果汁。用柳橙和榨汁器是最快的方法。

營養補充品的真實與謊言

如果妳翻閱過健身雜誌，必然會注意到裡頭夾雜著大量營養補充品廣告。這些產品往往有個響亮的英文名，宣稱具有無與倫比的神效，無論要減肥、增重、增強體力，還是其他隨便什麼目的。我不得不說，在這完全不受拘束的市場裡要放亮自己的眼睛，這點十分重要。基本上為了達成目標，妳應當盡可能避免使用營養補充品。

但有部分的應用還是有益，其中之一是額外攝取 omega-3 脂肪酸。它們能對我們身體裡的能量發揮正面影響，平衡我們攝取過多的 omega-6 脂肪酸（主因是，幾乎所有我們食用的動物都是食用穀類而非食用青草）。我們可透過魚油膠囊來攝取 omega-3 脂肪酸。如果妳訓練至今卻依然覺得缺乏能量，不妨試試 omega-3 脂肪酸！

額外攝取維他命 D 也很有益。一般來說，我們的身體會在陽光直射皮膚時生產維他命D，這套機制在夏季裡運行得特別順利。然而到冬季時，不僅照射到地表的陽光變弱，我們身上多半裹著厚重的衣物。在夏天沒有獲得足夠維他命 D的人容易出現缺乏症，不但會牽及包括神經系統

如果妳很少吃肉，蛋白粉對妳特別有益。

在內的身體運行，有時更會導致輕微憂鬱的症狀。因此，如果妳在夏天太陽曬得不夠，到了冬天又經常窩在室內，請試著額外攝取維他命 D。

接著要來聊聊蛋白粉（我在第四天已經告訴過妳什麼重要且有益）。為確保蛋白質攝取足夠，可適當利用富含乳清蛋白的原味蛋白粉。請注意，最好選用蛋白質含量超過 90％且盡可能不含添加物的產品，這對訓練計畫來說是最佳的營養補給。製造商會宣稱，不同產品適合用於不同目的與時間（例如白天、夜晚、訓練後、修復專用等），但是對我們來說一罐就夠了。不要被搞得團團轉！此外我已提醒過，別去理會什麼蛋白質能量棒。幾乎所有市面上販售的這類商品都含有大量的糖，充其量只適合增加體重，而且多半不好吃。這些都比不上妳親手製作的奶昔；它們才該是妳的首選！

第**60**天

如果需要來點變化，不妨換地方訓練。看要在室內或室外、公園或庭院。換換視野可以製造新鮮感，尤其是為我們的腦袋。好吧，該訓練了！我敢肯定妳今天一定會精進！

今日訓練：騷動

暖身運動（第 138 頁）

第 1 級：16 分鐘

1. 後弓箭步（第 160 頁） 8 下（每邊 4 下）
2. 窄式三點雙腿交叉（第 146 頁） 6 下（每邊 3 下）
3. 羅馬尼亞式單腳硬舉（第 157 頁） 8 下（每邊 4 下）
4. 讓我進去（第 150 頁） 6 下

第 2 級：20 分鐘

1. 側弓箭步（第 161 頁） 6 下（每邊 3 下）
2. 肩寬式三點雙腿交叉（第 147 頁） 6 下（每邊 3 下）
3. 雙臂T字羅馬尼亞式單腳硬舉（第 158 頁） 8 下（每邊 4 下）
4. 雙足前置讓我進去（第 150 頁） 6 下

第 3 級：24 分鐘

1. 鐵人麥克（第 161 頁） 6 下（每邊 3 下）
2. 寬式三點雙腿交叉（第 147 頁） 6 下（每邊 3 下）
3. 羅馬尼亞式單腳硬舉旋轉（第 159 頁） 8 下（每邊 4 下）
4. 雙腿彎曲讓我起來（第 151 頁） 6 下

　　請做適合自己等級的練習。依照先後順序，在完成指定的次數後換做下一項。在指定時間內盡可能完成多輪練習。妳隨時可以休息，不過練習盡可能不要中斷，休息時間也切勿過長。在訓練結束後，請記錄下完成整輪練習的次數。

緩和運動（第 168 頁）

我的秘訣

　　妳是否覺得運動過度？是否會長時間無精打采、疲倦、欲振乏力？不妨關個機，放心地將訓練降一（或兩）級。

第61天

有了扎實的訓練與正確飲食，這一天只會更好，不是嗎？請牢記，妳對自己的人生有主控權，切勿讓任何人或任何事壞了心情。

今日訓練：暴君

暖身運動（第 138 頁）

第 1 級：5 輪

1. 肘撐抬臀（第 148 頁）　10 下（每邊 5 下）
2. 殭屍深蹲（第 162 頁）　20 下
3. 撐體搖擺（第 141 頁）　30 下
4. 羅馬尼亞式單腳硬舉（第 157 頁）　14 下（每邊 7 下）

第 2 級：6 輪

1. 抬臀（第 148 頁）　10 下（每邊 5 下）
2. 囚犯深蹲（第 163 頁）　16 下
3. 肘撐搖擺（第 142 頁）　30 下
4. 雙臂T字羅馬尼亞式單腳硬舉（第 158 頁）　14 下（每邊 7 下）

第 3 級：7 輪

1. 抬臀加伏地挺身（第 149 頁）　8 下（每邊 4 下）
2. 囚犯深蹲跳起（第 164 頁）　14 下
3. 手臂向後伸肘撐搖擺（第 142 頁）　12 下（每邊 6 下）
4. 羅馬尼亞式單腳硬舉旋轉（第 159 頁）　14 下（每邊 7 下）

　　請以順暢、穩定的速度做適合自己等級的訓練。動作務必確實。訓練結束後，請記錄下自己所需的時間。

緩和運動（第 168 頁）

我的秘訣

　　有能力做第 3 級訓練的人可以妥善利用「暴君」的第 1 級練習來積極復原。如果妳已經很有健身經驗，在沒有安排訓練的日子裡，不妨做一下這樣的訓練。

第**62**天

就算妳前四回訓練做得不好，今天還是要好好休息。妳可以隨性地騎騎腳踏車或散散步，積極地促進復原。外頭有大好的新鮮空氣等著妳！

今日功課：買一種新水果

妳已經知道蔬菜和水果對身體有益。雖然我們不想用水果（果糖）填塞自己，不過，適時地吃一份水果不僅可以提供營養與能量，豐富的滋味更可提振精神。因此，今天就去住家附近貨品齊全的超市，嚐試妳至今還不熟悉的水果吧。請保持好奇心，探索各種驚喜！近年來要買到來自世界各地最棒的水果越來越容易，例如百香果，有橘色和紫褐色（順道一提，略乾癟代表成熟），據說具有抗憂鬱的功效，新鮮微酸的比甜味更可口。或是除了形狀外與蘋果沒有半點共同之處的石榴。不過請注意，它的紅色汁液容易造成討厭的污漬。愛吃甜的人不妨試試柿子。木瓜也是種有趣的水果，可以單純吃果肉（灑點檸檬汁），也可以連籽一起吃（味道有點苦辣，但富含維他命）。

額外功課

利用調理機、果汁機或攪拌器打一杯給妳個人的新鮮果汁。不妨用自己的名字來命名。

漿果杏仁奶昔

1 人份，約 30 克蛋白質

300 毫升杏仁奶（不加糖）
2 湯匙蛋白粉（不加糖，原味或香草口味）
半根香蕉
1 把漿果（新鮮的，如果沒有，用冷凍的代替）
1 湯匙花生醬

把所有材料放入調理機或攪拌器攪拌。如果覺得太濃稠，可適量加點水。

第**63**天

當妳知道自己今天不用訓練時，是否出現了明顯的脫癮症狀？是的，激素與自豪會讓妳迅速成癮。但是這世上有許多更糟糕的癮！

今日功課：調製一杯完美的奶昔

蛋白奶昔無論是加粉末或加凝乳，妳都已經見識過（參閱自第 171 頁起的食譜）。口味變化方面，妳的想像力沒有界限。今天就請妳自己做實驗，妳可以用各種蔬菜水果做不同組合。我們調製的與市面上販售的現成人工混合物完全無關。請妳把妳的奶昔想像成一份濃縮餐。流質會讓身體更容易吸收養分，尤其在訓練結束後。容我提醒：我們將奶昔區分成訓練後飲用與休息日飲用兩種，都適合在正餐間當點心。訓練後飲用的奶昔應在訓練結束後立刻飲用，它們不含脂肪（因為脂肪會延緩肌肉中的養分輸送），卻含糖，藉以迅速補充能量。相反的，休息日飲用的奶昔應含有脂肪，因為可以減緩胰島素分泌，延長飽足感，因此妳最好使用橄欖油、椰子油，或一匙堅果醬（純的，不加鹽和糖！）。所有奶昔都應含有蛋白質（每份可添加兩匙蛋白粉〔約 25 克〕或 150 克低脂凝乳）。請利用今天的時間製作一些奶昔。用大量水果（例如漿果）做一杯甜奶昔，明天訓練結束後便可飲用。此外再用蔬菜和少量橄欖油做一杯營養豐富的奶昔，做為今天正餐之間的點心。保證可口！

行動力訓練

行動力訓練是由暖身運動（第 138 頁）與緩和運動（第 168 頁）組成。請注意，練習時動作要緩慢而確實！不必太過用力，不過要保持專心，放鬆心情。

1. 四足跪地轉腿　10 下（每條腿 5 下）
2. 側臥旋肩　10 下（每邊 5 下）
3. 四足跪地轉下犬式　10 下
4. 手臂高舉單膝跪地　10 下（每邊 5 下）
5. Z 字拉伸　每個姿勢與每邊維持 20 秒鐘
6. 坐姿分腿側拉　每個姿勢與每邊維持 15 秒鐘
7. 蠍子拉伸　每個姿勢與每邊維持 20 秒鐘

第**64**天 歷經許多週辛苦訓練，妳已將訓練內化成自己的一部分。今天又要做訓練了。從今天起，我們將展開最後四週的訓練。所有訓練妳得再完成兩次。拿出妳的看家本領吧！

今日訓練：鐵鎚
暖身運動（第 138 頁）

第 1 級：每項練習 4 個回合

1. 蠍子高踢（第 143 頁）
2. 羅馬尼亞式單腳硬舉（第 157 頁）
3. 跳傘式（第 152 頁）
4. 雙手高舉弓箭步（第 165 頁）

第 2 級：每項練習 5 個回合

1. 蠍子側踢（第 144 頁）
2. 雙臂T字羅馬尼亞式單腳硬舉（第 158 頁）
3. 雙臂T字跳傘式（第 153 頁）
4. 側半邊弓箭步（第 166 頁）

第 3 級：每項練習 6 個回合

1. 蠍子側踢觸地（第 145 頁）
2. 羅馬尼亞式單腳硬舉旋轉（第 159 頁）
3. 雙臂 Y 字跳傘式（第 153 頁）
4. 雙邊觸地弓箭步（第 167 頁）

　　每項練習包含了40 秒訓練（做單邊練習時，某一邊做完一下後換邊繼續），以及 20 秒休息。在繼續下一項練習前，請先完成一項練習應完成的所有回合數。請保持順暢、穩定的速度，並且盡量不要做額外的休息。完成練習後，請記錄下自己在每項練習的最後一回合裡各做了多少下。

緩和運動（第 168 頁）

我的秘訣

　　準備一塊板子掛在自己家裡，上頭寫上妳在每套訓練裡的最佳時間和記錄。一方面可以證明妳的成績，另一方面可以賦予妳新動力。

第65天

今天我們得接著訓練。或許妳的身體也躍躍欲試。妳是否感受到身體近來的轉變？妳的日子是否過得更正面、更有活力？

今日訓練：鐵砧

暖身運動（第 138 頁）

第 1 級：4 輪

1. 肘撐抬臀（第 148 頁）
2. 後弓箭步（第 160 頁）
3. 讓我進去（第 150 頁）
4. 羅馬尼亞式單腳硬舉（第 157 頁）

第 2 級：5 輪

1. 抬臀（第 148 頁）
2. 側弓箭步（第 161 頁）
3. 雙足前置讓我進去（第 150 頁）
4. 雙臂 T 字羅馬尼亞式單腳硬舉（第 158 頁）

第 3 級：6 輪

1. 抬臀加伏地挺身（第 149 頁）
2. 鐵人麥克（第 161 頁）
3. 雙腿彎曲讓我起來（第 151 頁）
4. 羅馬尼亞式單腳硬舉旋轉（第 159 頁）

每項練習先做 45 秒（做單邊練習時，某一邊做完一下後換邊繼續），接著休息 15 秒，然後改做下一項練習。請根據自己的等級做 4、5 或 6 輪練習。請保持速度穩定，做訓練的 45 秒裡不要中斷。訓練結束後，請記錄下最後一輪中每項練習各重複了幾次。

緩和運動（第 168 頁）

 Hooya! --

「羅馬尼亞式單腳硬舉」是項久經考驗的舉重練習，不過對於技巧不純熟的人而言卻有很大的受傷風險。也許單腳硬舉看起來不是很酷，可是這項練習很健康，適合日常裡做，而且同樣有效。--

第**66**天

今天又要來點頭腦體操。有些合法又實用的方法可以幫助妳完成運動與生活方面的許多任務，音樂是其中一種。請妳利用節奏幫助自己繼續向前進！

今日功課：想一想，音樂對妳的生活有何影響

世界上到處找得到漂亮又舒適的健身房。然而人們喜歡健身房或健身俱樂部，其中一項重要原因是：那裡的音樂氣氛很吸引人！健身房裡會有背景音樂，有些健身房會不斷播放帶有腹部按摩低音的電子節奏，有些則會播放放鬆的音樂，降低訓練時的緊張，另有些健身房會不斷重複播放近兩年的流行歌曲。在某些女性健身俱樂部裡還會播放令人昏昏欲睡的冥想音樂。另一方面，那裡還充斥各式各樣的人聲。沉重的呼吸聲、計數聲、嘶吼聲、啞鈴區裡有節奏的低吟。妳的所處環境不錯，不必擔心這方面的問題。妳可以自行選擇在哪裡訓練，但並不代表必須放棄音樂。情況正好相反，我們也想善用音樂的效用。該怎麼做，我在下一頁的文章裡會告訴妳。

額外功課

下回外出時（無論是去購物、咖啡館、住飯店，或是其他什麼地方），請仔細聆聽，並且認真想一想，音樂是如何頻繁地影響我們的日常生活。尤其在商店裡，我們或許會因為背景音樂的刺激而不由自主地買下去。

 Hooya! ---

也許妳不僅是聆聽者，更是演奏者會演奏樂器？如果答案是肯定的，我們的訓練計畫對妳的愛好很有幫助。無論是彈鋼琴（直挺坐著）、拉小提琴（直挺久站），還是演奏其他樂器，強健的肌肉有助於演奏。------------------------------------

妳的生活配樂！

　　或許妳曾在網路上看過這樣的短片：妳熟悉的某部電影在播放時沒有背景音樂。妳會發現，畫面有沒有搭配音樂，帶給我們的感受有多大的不同！透過電影配樂，我們能正確感受到喜悅、悲傷、勝利或絕望。甚至於，讓某個畫面如此有說服力的往往不是演員，而是作曲家。

　　妳是否彈奏樂器？或者曾經學過演奏樂器？那妳一定對於音樂的神奇力量更有體悟。音樂不僅可以喚起內心的情感，更可以對它發揮巨大影響。而且我懷疑，有哪個很棒的派對不是沒有音樂助興的？

　　當然，音樂可以當作悅耳的背景聲音單純被動地聽，例如在路上開車，或是待在家中客廳。不過我們打算積極地利用音樂，讓音樂成為生活中的一部分，成為改變心情的工具！是的，當妳有點鬱悶，自然可以放點哀傷的音樂助長憂傷情緒。然而妳該做的事要恰恰相反！妳得安排一些能在挑戰期間加油打氣的音樂，它們會鼓勵妳，讓妳洋溢正面思考，或是藉由強有力的聲響在背後驅策妳。妳肯定見過某些職業運動員在比賽前會一直戴著一副大耳機。他們就是在用音樂給自己與身體對的心情，好在稍後取得最佳成績。對許多人來說，耳機已成為固定象徵，光是戴上去，

做訓練前，先用音樂點燃鬥志！

他們的心裡便清楚：待會兒要奮力一搏！足球隊隊員都會這麼做，更尤其是格鬥運動員；不管心裡願不願意，他們都必須痛擊對手。因為他們平常都是相當和善的傢伙，因此必須轉換成相應的情緒。

　　為了這場挑戰，我們把重心放在訓練前的時間、休息日的日常生活以及身體的復原上。在訓練過程中是否要聽音樂，妳自己有最終決定權。不過我還是要建議：最好不要！沒有任何會造成衝突的節奏，妳會更容易專注在自己的呼吸和動作的節奏上。對我而言，我會更能確實做好各項練習。如果真的覺得沒有音樂做不下去，至少用喇叭播放，不要透過耳機。

　　我們希望用各種方法讓自己有好心情，活得積極又愉快，當然還要認真努力地訓練。有音樂陪伴，做起來會更簡單；這一點妳很快就會發現！

第**67**天

這名字可不是叫假的。如果妳在「燃燒器」訓練裡沒有燃燒，妳肯定做錯了什麼。今天是妳倒數第二次機會在這套訓練裡再次締造佳績。不過別忘了暖身，也別忘了緩和運動！

今日訓練：燃燒器
暖身運動（第 138 頁）

第 1 級：16 分鐘

1. 殭屍深蹲（第 162 頁）　15 下
2. 肘撐觀星式（第 154 頁）　10 下（每邊 5 下）
3. 雙手高舉弓箭步（第 165 頁）　10 下（每邊 5 下）
4. 蠍子高踢（第 143 頁）　10 下（每邊 5 下）

第 2 級：20 分鐘

1. 囚犯深蹲（第 163 頁）　15 下
2. 觀星式（第 155 頁）　10 下（每邊 5 下）
3. 側半邊弓箭步（第 166 頁）　10 下（每邊 5 下）
4. 蠍子側踢（第 144 頁）　10 下（每邊 5 下）

第 3 級：24 分鐘

1. 囚犯深蹲跳起（第 164 頁）　15 下
2. 觀星式加伏地挺身（第 156 頁）　10 下（每邊 5 下）
3. 雙邊觸地弓箭步（第 167 頁）　10 下（每邊 5 下）
4. 蠍子側踢觸地（第 145 頁）　10 下（每邊 5 下）

　　請在指的時間內盡可能完成多輪練習。訓練結束後，請記錄下完成整輪練習的次數。請注意，動作務必確實！

緩和運動（第 168 頁）

我的秘訣

　　在做「觀星式」練習時務必注意，旋轉髖部切勿動到上半身！訓練不夠的人不容易做到。可是一旦練出來，直到老年都對妳有益！

第**68**天

在過去十週當中，妳的柔軟度和軀幹穩定性想必有顯著的改善。妳應當感謝「小丑」這類訓練。今天他又來了。對他不要客氣，告訴他誰才是老大。

今日訓練：小丑

暖身運動（第 138 頁）

第 1 級：5 輪

1. 後弓箭步（第 160 頁）　20 下（每邊 10 下）
2. 蠍子高踢（第 143 頁）　10 下（每邊 5 下）
3. 讓我進去（第 150 頁）　10 下
4. 肘撐抬臀（第 148 頁）　10 下（每邊 5 下）

第 2 級：6 輪

1. 側弓箭步（第 161 頁）　20 下（每邊 10 下）
2. 蠍子側踢（第 144 頁）　10 下（每邊 5 下）
3. 雙足前置讓我進去（第 150 頁）　10 下
4. 抬臀（第 148 頁）　10 下（每邊 5 下）

第 3 級：7 輪

1. 鐵人麥克（第 161 頁）　20 下（每邊 10 下）
2. 蠍子側踢觸地（第 145 頁）　10 下（每邊 5 下）
3. 雙腿彎曲讓我起來（第 151 頁）　10 下
4. 抬臀加伏地挺身（第 149 頁）　10 下（每邊 5 下）

　　請依序練習，並完成指定的輪數。妳隨時可以休息，但休息時間切勿過多。在訓練結束後，請記錄下自己所需的時間。

緩和運動（第 168 頁）

我的秘訣

　　就算各項練習妳已做過許多次，也切勿忽略暖身運動與緩和運動。不僅能幫助我們降低運動傷害，還能讓身體和精神處於良好狀態，促進復原。

第**69**天

我們來到倒數第三個雙休息日。不要感傷。我的建議想必妳都牢記在心。好好休息一下,很快就會有夠妳做的訓練。去享受真正的美食吧!

今日功課:製作妳專屬的播放清單

拿起妳的智慧型手機、MP3 播放器或電腦,今天要來製作一份播放清單,幫助妳在訓練之前轉換成正確心境。每回訓練前的十分鐘,請聽妳所選的音樂,讓精神進入行動模式。或許妳曾經做過格鬥運動,回憶一下,哪些音樂可以激起妳把樹木連根拔起的心情。如果在這方面沒有什麼實際經驗,不妨根據個人喜好選擇適合的重金屬、嘻哈或節奏明快的電子音樂。如果妳收集的音樂不多,不妨去一些時下流行的網路音樂商店找找,那裡有各種類型的音樂,在購買前還能先試聽。請試著跨出自己喜歡的音樂類型。或許妳和我一樣都是原聲音樂的擁護者。有時候四四拍的低音鼓會帶來神奇效應。但是為了今天的目的,不妨選些大聲、明快、甚至有攻擊性的音樂。我知道這不合柔軟的女性健身主流,但我們做的不是柔軟操。我們要強度更強,成效更高。

額外功課

如果妳已經在著手製作自己的播放清單,也可順便製作一份能幫助妳有好心情的播放清單。一旦覺得焦慮或緊張,就馬上聆聽這份清單上的音樂。

我的秘訣

每當我迫切需要為自己加油,我喜歡聽「金屬製品」(Metallica)樂團的老歌。猛烈、真實且率性的音樂!

第**70**天

謝天謝地妳撐到了這裡！妳的訓練成功是我最大的鼓勵。但是如妳所知，好酒沉甕底！剩下的三個星期請妳再接再厲！

今日功課：聽弛放音樂（chill-out）放鬆

我們在過去幾天找了一些有助於振奮身體和精神的音樂，今天要找的是另一個方向的音樂。請去找一找有助於平靜的音樂。沙發音樂（lounge music）、民謠或交響樂等都很適合。重點是，節奏和風格不匆忙，當妳或坐或躺地聆聽時不會想要做任何事。是的，妳已經知道這樣休息有多重要。妳可以小睡片刻，可以聽聽音樂，或者兩件事並行。萬一妳聽到打盹也無所謂。妳也想在平日應用放鬆的播放清單？上醫院或公家機關要花上一些時間等待，搭車覺得無聊的時候？是的，這些事會讓妳心煩。妳當然可以行使主控權，讓自己更輕鬆。

行動力訓練

行動力訓練是由暖身運動（第 138 頁）與緩和運動（第 168 頁）組成。請注意，練習時動作要緩慢而確實！不必太過用力，不過要保持專心，放鬆心情。

1. 四足跪地轉腿　10 下（每條腿 5 下）
2. 側臥旋肩　10 下（每邊 5 下）
3. 四足跪地轉下犬式　10 下
4. 手臂高舉單膝跪地　10 下（每邊 5 下）
5. Z 字拉伸　每個姿勢與每邊維持 20 秒鐘
6. 坐姿分腿側拉　每個姿勢與每邊維持 15 秒鐘
7. 蠍子拉伸　每個姿勢與每邊維持 20 秒鐘

我的秘訣

我想放鬆時（有時也會在工作時），特別喜歡聽古典音樂。它們能讓我一連數小時不煩躁。不妨試著聽聽看，不必太有壓力，不必非得成為這方面專家。無須在乎作曲家或創作年代，只管聽自己喜歡的就行！

第 71 天

這個星期充滿了積極生活態度帶來的生活樂趣。好好享受妳可以規律地運動和鍛鍊，好好享受自己在訓練之後可以深呼吸，讓肌肉增長。

今日訓練：評量

暖身運動（第 138 頁）

第 1 級：每項練習 4 個回合

1. 撐體搖擺（第 141 頁）　目標：每回合 25 下
2. 讓我進去（第 150 頁）　目標：每回合 12 下
3. 後弓箭步（第 160 頁）　目標：每回合 12 下（每邊 6 下）
4. 窄式三點雙腿交叉（第 146 頁）　目標：每回合 12 下（每邊 6 下）

第 2 級：每項練習 5 個回合

1. 肘撐搖擺（第 142 頁）　目標：每回合 25 下
2. 雙足前置讓我進去（第 150 頁）　目標：每回合 12 下
3. 側弓箭步（第 161 頁）　目標：每回合 12 下（每邊 6 下）
4. 肩寬式三點雙腿交叉（第 147 頁）　目標：每回合 12 下（每邊 6 下）

第 3 級：每項練習 6 個回合

1. 手臂向後伸肘撐搖擺（第 142 頁）
2. 雙腿彎曲讓我起來（第 151 頁）
3. 鐵人麥克（第 161 頁）
4. 寬式三點雙腿交叉（第 147 頁）

請根據自己的等級依次完成每項練習 4、5 或 6 個回合，在練習過程中，每練 30 秒就休息 30 秒。請計算確實完成的次數，在每個回合完成後記下。如果妳在每個回合都能達到規定的目標次數，可以在接下來的訓練裡晉升一級；除非妳已躍上了第 3 級。

緩和運動（第 168 頁）

我的秘訣

請為自己準備一件新的訓練衣，要漂亮、繽紛、有實用機能。這件衣服象徵訓練的價值。因為訓練帶來樂趣。

現在妳進入了最後一回評量訓練前的訓練週期。請再試著把動作做確實，改正可能的錯誤。隔了幾週再做同樣的訓練，還是可能會出錯。請留心！

今日訓練：作品
暖身運動（第 138 頁）

第 1 級：4 輪

1. 蠍子高踢（第 143 頁）
2. 殭屍深蹲（第 168 頁）
3. 窄式三點雙腿交叉（第 146 頁）
4. 跳傘式（第 152 頁）

第 2 級：5 輪

1. 蠍子側踢（第 144 頁）
2. 囚犯深蹲（第 163 頁）
3. 肩寬式三點雙腿交叉（第 147 頁）
4. 雙臂 T 字跳傘式（第 153 頁）

第 3 級：6 輪

1. 蠍子側踢觸地（第 145 頁）
2. 囚犯深蹲跳起（第 164 頁）
3. 寬式三點雙腿交叉（第 147 頁）
4. 雙臂 Y 字跳傘式（第 153 頁）

每項練習先做 45 秒（做單邊練習時，某一邊做完一下後換邊繼續），接著休息 15 秒，然後改做下一項練習。請根據自己的等級做 4、5 或 6 輪練習。請試著保持速度穩定，訓練的 45 秒裡不要中斷。練習完成後，請記錄下最後一輪中每項練習各重複了幾次。

緩和運動（第 168 頁）

 Hooya!

美國特種部隊的學員在體能訓練結訓時必須做到：43 分鐘內跑完 10 公里，兩分鐘內完成 70 個伏地挺身、70 個仰臥起坐和 14 個引體向上，1 小時 20 分鐘內游完 4000 公尺。此外，還要完成 7 項潛水任務。

第**73**天

一連兩個訓練日或許把妳累壞了。妳不認為確實應該高高興興、安安心心地放個假？還是說，什麼都不能做令妳不安？好吧，不妨出去散個步！

今日功課：想一想，健身對妳的生活有何意義

我希望妳再想一想，為何妳要在這裡做這樣的事？為何妳要規律地訓練？還有，妳的日常生活究竟出現了哪些改變？我可以肯定妳越來越能掌握各項練習技巧，也不斷刷新自己的記錄。晚上累了，高興地倒在床上，對於一個積極的人來說肯定很美好。然而，在健身和這場 90 天挑戰背後隱藏了更多東西。我總是喜歡再三強調：我們在這裡做的一切，到頭來並不只是為了在練習中取得更棒的成績，而是為了在人生中取得更好的成就。身為教練的我，當然十分樂見妳的屈膝動作或伏地挺身日益精進。最讓我高興的莫過於妳結識了新朋友、在事業上更成功、在生活中擁有更多喜悅；因為妳的外表改變了，因為妳變得更活潑、更積極，還有，因為妳早睡早起！我在下一頁將告訴妳一些其他的理由，為妳解釋，為何多麼值得去注意體能與健康。

額外功課

如果妳過得好，何不讓別人一同分享喜悅？今天就請妳稱讚一下每個和妳說話的人，或是給他們一個親切的手勢！有時此舉會為工作場所帶來美妙的氛圍。

我的秘訣

萬一在某個訓練日特別提不起勁，別多想，盡快練習！妳會發現，在那之後心情會好轉，而且一整天都會是好心情。

健身讓人生充滿樂趣！

　　妳一定發現到了，生活在過去十週裡出現了一些正面改變。睡眠變得充足，飲食變得妥善，日常生活中也因為規律訓練而變得更有活力。妳當然可以為自己撐過了70天感到驕傲，因為不是人人都能辦到的！妳肯定也想在訓練結束後體驗內啡肽分泌。

　　無論如何我可以保證，妳的活力、達成了特別目標帶來的好心情，別人都看在眼裡。我甚至要大膽說一句：（基於種種原因）活得健康的人比較幸福！

　　這是從別人的認知得到的結論。當妳接受過訓練，會更有機會獲得他人青睞。我指的是人人都能辦到的基本事物，例如由於背部與核心肌肉愈形穩固所表現出的挺拔體態。無論在會商還是調情，他人會無意識地感受到妳究竟是猥瑣還是堂堂正正。特別在面試或約會這類情況裡，這點會讓結果產生巨大差異。一個身體健康、體態良好的人，會自動呈現出他的紀律與積極。

妳的運動喜悅，子女也會耳濡目染。

　　就連荷爾蒙的分泌，在健身與不健身的人身上也會有巨大差異。規律做訓練的人較有機會擁有美滿的性生活。訓練可以增加荷爾蒙分泌，而且身體的感覺更好，有益於提升自信。

　　當周遭的人察覺到妳的改變，在最好的情況下，這些改變會感染周遭的人。因為妳向他們顯示，只要努力做訓練並輔以妥善飲食，人人都可以讓生活更美好。在90天挑戰期間做了些什麼，妳無須去傳教，無須去宣傳。經驗顯示，當人活得積極健康，周遭的人會自動過來關注。

　　這時幫別人一把，讓他們也去做點改變，這會是件快樂的事。情況最好的時候，朋友或同事間會引發連鎖反應。參與挑戰的妳最終再也不是別人眼中的怪咖，這樣的角色就留給那些食古不化的人吧。他們始終不明白，沒有訓練和妥善飲食與復原，多少生活品質提升與自己擦身而過。

第**74**天 妳的目標就快實現了，再過兩個多星期就能完成這場 90 天挑戰。請妳想想，到目前為止完成了些什麼、身體與生活有何改變。然後繼續大步向前！

今日訓練：騷動
暖身運動（第 138 頁）

第 1 級：16 分鐘

1. 後弓箭步（第 160 頁） 8 下（每邊 4 下）
2. 窄式三點雙腿交叉（第 146 頁） 6 下（每邊 3 下）
3. 羅馬尼亞式單腳硬舉（第 157 頁） 8 下（每邊 4 下）
4. 讓我進去（第 150 頁） 6 下

第 2 級：20 分鐘

1. 側弓箭步（第 161 頁） 6 下（每邊 3 下）
2. 肩寬式三點雙腿交叉（第 147 頁） 6 下（每邊 3 下）
3. 雙臂T字羅馬尼亞式單腳硬舉（第 158 頁） 8 下（每邊 4 下）
4. 雙足前置讓我進去（第 150 頁） 6 下

第 3 級：24 分鐘

1. 鐵人麥克（第 161 頁） 6 下（每邊 3 下）
2. 寬式三點雙腿交叉（第 147 頁） 6 下（每邊 3 下）
3. 羅馬尼亞式單腳硬舉旋轉（第 159 頁） 8 下（每邊 4 下）
4. 雙腿彎曲讓我起來（第 151 頁） 6 下

　　請做適合自己等級的練習。依照先後順序，在完成指定的次數後換做下一項練習。在指定時間內盡可能完成多輪的練習。妳隨時可以休息，不過練習時盡可能不要中斷練習，休息時間也切勿過長。訓練結束後，請記錄下完成整輪練習的次數。

緩和運動（第 168 頁）

 Hooya! -----

　　在健身圈裡總是有許多人在宣揚「越多越好」的觀念。這種說法危險且失職。我之所以設計這套訓練，一方面是為了幫人們節省時間，一方面是為了要證明，適度努力便能獲致驚人的成效。

第75天

妳在三個月前或許無法想像，自己居然可以在五天裡完成四回訓練。不用懷疑，現在的妳的確具有這樣的實力！妳是否已羨煞了周遭的人？妳辛苦鍛鍊得來的成果值得旁人欽羨。

今日訓練：暴君

暖身運動（第 138 頁）

第 1 級：5 輪

1. 肘撐抬臀（第 148 頁）　10 下（每邊 5 下）
2. 殭屍深蹲（第 162 頁）　20 下
3. 撐體搖擺（第 141 頁）　30 下
4. 羅馬尼亞式單腳硬舉（第 157 頁）　14 下（每邊 7 下）

第 2 級：6 輪

1. 抬臀（第 148 頁）　10 下（每邊 5 下）
2. 囚犯深蹲（第 163 頁）　16 下
3. 肘撐搖擺（第 142 頁）　30 下
4. 雙臂T字羅馬尼亞式單腳硬舉（第 158 頁）　14 下（每邊 7 下）

第 3 級：7 輪

1. 抬臀加伏地挺身（第 149 頁）　8 下（每邊 4 下）
2. 囚犯深蹲跳起（第 164 頁）　14 下
3. 手臂向後伸肘撐搖擺（第 142 頁）　12 下（每邊 6 下）
4. 羅馬尼亞式單腳硬舉旋轉（第 159 頁）　14 下（每邊 7 下）

　　請以順暢、穩定的速度做適合自己等級的訓練。動作務必確實。訓練結束後，請記錄下自己所需的時間。

緩和運動（第 168 頁）

我的祕訣

　　做個小小提醒：訓練成功的基礎在於訓練時與訓練後補充足夠的水分、盡可能完善的練習技巧、訓練後飲用奶昔幫助復原。

第76天

我始終認為自己單獨訓練效果最好，不過並不反對妳和他人分享自己的生活方式。也許妳可以鼓勵他人嘗試這場挑戰，或是為他做點好事。

今日功課：為某人煮點健康食物

也許這段時間以來，妳一直想鼓勵別人一起健身。因為妳喜歡他們，而且妳發現到，他們同樣可以在生活中做點改變。但是粗魯地給別人指教（例如：「妳太胖了，應該練練身體！」）往往無濟於事。何不換個方式，試試邀請朋友或同事到妳家吃頓飯。此舉會令客人開心，妳可藉機將一些健康美食（遺憾的是，至今仍有許多人認為健康的飲食不好吃）端上桌，讓他們曉得，健康飲食並不代表放棄享受。這對許多人來說是改變認知的第一步。各式蔬菜與香料混搭，要比千篇一律的肉排配薯條來得有趣很多！找一份美妙食譜，再約上三五好友，在美食幫助下好好地交流！

額外功課

自製一些佐餐的冰茶。在這樣的場合裡，請勿提供汽水之類的飲料。

我的秘訣

如果妳得照顧一個大家庭，簡單是廚房裡的王道，畢竟沒有人喜歡洗一大堆髒碗盤。蔬菜和肉一起煮不僅可以幫妳節省不少時間，增加份量也會很容易。

第77天 今天不做抬腿，而是要特別積極地復原。不要去管什麼成績，單純為自己從訓練中得來的能力感到欣慰，自在地活動。到了明天，我們要繼續一一解決剩下的訓練。

今日功課：與家人或朋友出去走走

　　妳已取得很大的進展！我希望妳可以好好享受這一天去體驗生活樂趣。請妳稍微做個研究，看看住家附近哪裡可以健行，哪裡可以爬山；如果妳在冬天做這個挑戰計畫，還是要找哪裡適合戶外活動。此外也找找看住處附近哪裡有休閒公園或親水公園。挑一項妳和朋友會玩得很開心的活動，然後走出戶外，做做深呼吸，活動筋骨，享受一下休閒時光。近年來各地盛行的高空繩索公園特別有意思，甚至會有訓練效果，非常適合用來驗證身體近來獲得的能力。這樣一天活動下來，花費的確要比去看場電影來得多。不過這是少有的體驗，會讓我們留下特別的回憶。

行動力訓練

　　行動力訓練是由暖身運動（第 138 頁）與緩和運動（第 168 頁）組成。請注意，練習時動作要緩慢而確實！不必太過用力，不過要保持專心，放鬆心情。

　　1. 四足跪地轉腿　10 下（每條腿 5 下）
　　2. 側臥旋肩　10 下（每邊 5 下）
　　3. 四足跪地轉下犬式　10 下
　　4. 手臂高舉單膝跪地　10 下（每邊 5 下）
　　5. Z 字拉伸　每個姿勢與每邊維持 20 秒鐘
　　6. 坐姿分腿側拉　每個姿勢與每邊維持 15 秒鐘
　　7. 蠍子拉伸　每個姿勢與每邊維持 20 秒鐘

我的祕訣

　　當妳有子女時，切勿失去了赤子之心。別理會旁人說妳太老不適合做某些事。妳自己最清楚什麼對妳最好。做就對了！

第 **78** 天

哇，時間過好快！從今天起，妳要對90天挑戰裡的每套訓練告別，先從「鐵鎚」開始。這意味再清楚不過：這是妳最後一次在這套練習上刷新記錄的機會。請好好把握！

今日訓練：鐵鎚

暖身運動（第 138 頁）

第 1 級：每項練習 4 個回合

1. 蠍子高踢（第 143 頁）
2. 羅馬尼亞式單腳硬舉（第 157 頁）
3. 跳傘式（第 152 頁）
4. 雙手高舉弓箭步（第 165 頁）

第 2 級：每項練習 5 個回合

1. 蠍子側踢（第 144 頁）
2. 雙臂 T 字羅馬尼亞式單腳硬舉（第 158 頁）
3. 雙臂 T 字跳傘式（第 153 頁）
4. 側半邊弓箭步（第 166 頁）

第 3 級：每項練習 6 個回合

1. 蠍子側踢觸地（第 145 頁）
2. 羅馬尼亞式單腳硬舉旋轉（第 159 頁）
3. 雙臂 Y 字跳傘式（第 153 頁）
4. 雙邊觸地弓箭步（第 167 頁）

　　每項練習包含了 40 秒的訓練（做單邊練習時，某一邊做完一下後換邊繼續），以及 20 秒的休息。在繼續下一項練習前，請先完成一項練習應完成的所有回合數。請保持速度順暢、穩定，訓練時盡量不要做額外的休息。完成練習後，請記錄下自己在每項練習的最後一回合裡各做了多少下。

緩和運動（第 168 頁）

我 的 秘訣

　　從現在起，請為每回訓練創造出真正的最佳環境：充足的飲水、寬敞的空間、新鮮的空氣、沒有壓力！

第**79**天

和「鐵砧」告別時（希望妳用的是一聲轟然巨響），或許妳已在考慮挑戰結束後的事。接下來要何去何從？往後目標是什麼？就此放下訓練肯定不會是妳的選擇。

今日訓練：鐵砧

暖身運動（第 138 頁）

第 1 級：4 輪

1. 肘撐抬臀（第 148 頁）
2. 後弓箭步（第 160 頁）
3. 讓我進去（第 150 頁）
4. 羅馬尼亞式單腳硬舉（第 157 頁）

第 2 級：5 輪

1. 抬臀（第 148 頁）
2. 側弓箭步（第 161 頁）
3. 雙足前置讓我進去（第 150 頁）
4. 雙臂T字羅馬尼亞式單腳硬舉（第 158 頁）

第 3 級：6 輪

1. 抬臀加伏地挺身（第 149 頁）
2. 鐵人麥克（第 161 頁）
3. 雙腿彎曲讓我起來（第 151 頁）
4. 羅馬尼亞式單腳硬舉旋轉（第 159 頁）

每項練習先練 45 秒（做單邊練習時，某一邊做完一下後換邊繼續），接著休息 15 秒，然後改做下一項練習。請根據自己的等級做 4、5 或 6 輪練習。請試著保持速度穩定，在訓練的 45 秒裡不要中斷。訓練結束後，請記錄下最後一輪中每項練習各做了幾次。

我 的 祕 訣

髖部的柔軟度是日常生活中許多事情的關鍵。可是我們的坐姿經常是 90 度角，會對髖部造成妨礙。當妳待在家裡看書或看電視時，不妨偶爾坐在地上，稍微打破一下一成不變的坐姿。

緩和運動（第 168 頁）

第**80**天

如果有朝一日，妳能教自己的孩子或孫子做健身練習，那會多麼美好！每個人都有權利作夢。如果能憑恆心與毅力讓美夢成真，那會更好！

今日功課：思考自己未來的健身之路

我從 13 歲就開始訓練。當時我還很瘦弱，並不特別有自信。既沒有健身房會員資格，也沒有任何健身器材。於是我從伏地挺身和仰臥起坐開始練起，一直練到可以一口氣做完 75 個伏地挺身加 600 個仰臥起坐。可是我並不以此滿足，還是繼續追求個人的最佳記錄。健身對我很有益，也改變了我的人生。我變得更強壯且更有自信。當然，不是每個人都得從 13 歲就開始練習。年齡在其次，重要的是確實去做！我經常會聽到一些上了年紀的人說：「我也很想這麼做，可惜我太老了！」我總是回答：「訓練永遠不嫌晚！」為顧及某些限制，我會根據身體狀況對個別練習做調整。不過到最後，問題將不再是何時開始做體能訓練，而是何時停止。最好永無止境！今天就請妳仔細閱讀下一頁的文章。

額外功課

鼓勵某個還沒開始做體能訓練的人參加這場 90 天挑戰！或是說服某位一直以傳統方式訓練卻沒什麼進展的朋友，告訴他徒手重量訓練的目的與意義。

我的秘訣

單手引體向上固然很有炫耀效果。不過根據我的經驗，它並不容易。所以，當妳的體能已經練得不錯，也想要秀一下，不妨先從單手伏地挺身開始。這也很有看頭。請先從髖部與手臂齊高的位置開始練起，之後再逐漸往下。

永遠愛健身

　　或許妳已猜到，我現在要告訴妳的並不是什麼壞消息。持久的健身與健康需要持之以恆的訓練。不久後，妳就要從這套艱苦的高強度訓練計畫裡畢業。這90天改變了妳的身體和思想，往後是否會延續這其中的東西，完全就得看妳自己了！不過有一點可以確定：如果妳想在一年、十年、甚或二十後身體依然保持良好狀態，那麼直到那時為止，妳也必須做點什麼。

　　妳做的訓練和飲食是為了在當下擁有美好外表，讓整體感覺更好。不過，妳也在以同樣方式投資未來。妳創造了一些條件，讓人生晚年不易罹患糖尿病或椎間盤問題等文明病。妳幫助自己的身體，讓它更靈活、更有活力。的確，對妳來說這一切或許都還很遙遠。但是妳一定會變老，妳的身體也會需要更多關照。因此我強烈建議妳，持之以恆地健身。

　　現在就思考自己的長期目標很有意義。「長期」指的是妳剩餘的人生。從現在起，請不要只想著體重計上的數字，多想想當妳七老八十的時候還能和孩子或孫子在外頭玩耍，甚至一起做運動，或者還能多做幾年自己喜歡的運動，因為妳的身體結實又強健，又或者，妳好好鍛鍊過的身體可以抵抗那些惱人的疾病，那會多麼令人快慰啊！對此，徒手重量訓練是個很好的選擇。為了妳的餘生，何不把一些基本練習

用積極的生活態度為健康、長壽的人生打好基礎！

（像是屈膝、伏地挺身的動作）當成自己的目標和準則？

　　當然，一個長期規劃要有健康飲食為前提。如果幾個星期才享用一罐啤酒，或偶爾才吃點速食，自然無傷大雅。不過，妳的目標應該是在飲食方面都能做出正確選擇。如此一來，血液循環方能永保活力。嚴格訓練的人會注重飲食，妥善飲食可以為訓練供給充足能量。這方面不妨採取二八法則為標準：五餐之中有四餐（80％）符合我們的要求，其餘部分（20％）不至造成多大的破壞。同樣道理也適用於水分補充。如果持之以恆每天喝兩到三公升的水，妳就已經邁出了一大步。偶爾喝點可樂也不至於讓體重暴增。

　　如果妳未曾想過在挑戰結束後接下來要做什麼，不妨繼續訓練下去。為了妳自己，也為了家人和朋友。為了現在，也為了未來。我會再告訴妳，在往後幾個月裡還能做些什麼。

第**81**天

倒數開始。我陪伴妳訓練只剩十天了,真捨不得!不過,我們沒時間感傷。今天又輪到「燃燒器」登場,這是最後一次了。讓我看看妳如何刷新記錄吧!

今日訓練:燃燒器

暖身運動(第 138 頁)

第 1 級:16 分鐘

1. 殭屍深蹲(第 162 頁)　15 下
2. 肘撐觀星式(第 154 頁)　10 下(每邊 5 下)
3. 雙手高舉弓箭步(第 165 頁)　10 下(每邊 5 下)
4. 蠍子高踢(第 143 頁)　10 下(每邊 5 下)

第 2 級:20 分鐘

1. 囚犯深蹲(第 163 頁)　15 下
2. 觀星式(第 155 頁)　10 下(每邊 5 下)
3. 側半邊弓箭步(第 166 頁)　10 下(每邊 5 下)
4. 蠍子側踢(第 144 頁)　10 下(每邊 5 下)

第 3 級:24 分鐘

1. 囚犯深蹲跳起(第 164 頁)　15 下
2. 觀星式加伏地挺身(第 156 頁)　10 下(每邊 5 下)
3. 雙邊觸地弓箭步(第 167 頁)　10 下(每邊 5 下)
4. 蠍子側踢觸地(第 145 頁)　10 下(每邊 5 下)

　　請在指定時間內盡可能完成多輪練習。訓練結束後,請記錄下完成整輪練習的次數。請注意,動作務必確實!

緩和運動(第 168 頁)

我的祕訣

　　做屈膝動作時,請準確控制好足與腿的位置。雙足應朝向正前方,雙膝切勿向內傾!

第**82**天

說出來妳可能不相信，距離最後一次兩日連休只剩這回訓練了。相信妳對我已經有足夠認識，很清楚「把每回訓練都視為人生的最後一回！」是什麼意思。

今日訓練：小丑

暖身運動（第 138 頁）

第 1 級：5 輪

1. 後弓箭步（第 160 頁）　　20 下（每邊 10 下）
2. 蠍子高踢（第 143 頁）　　10 下（每邊 5 下）
3. 讓我進去（第 150 頁）　　10 下
4. 肘撐抬臀（第 148 頁）　　10 下（每邊 5 下）

第 2 級：6 輪

1. 側弓箭步（第 161 頁）　　20 下（每邊 10 下）
2. 蠍子側踢（第 144 頁）　　10 下（每邊 5 下）
3. 雙足前置讓我進去（第 150 頁）　　10 下
4. 抬臀（第 148 頁）　　10 下（每邊 5 下）

第 3 級：7 輪

1. 鐵人麥克（第 161 頁）　　20 下（每邊 10 下）
2. 蠍子側踢觸地（第 145 頁）　　10 下（每邊 5 下）
3. 雙腿彎曲讓我起來（第 151 頁）　　10 下
4. 抬臀加伏地挺身（第 149 頁）　　10 下（每邊 5 下）

　　請依序練習，並完成指定的輪數。妳隨時可以休息，但休息時間切勿過多。在訓練結束後，請記錄下自己所需的時間。

緩和運動（第 168 頁）

我的秘訣

　　如果妳現在做的訓練是第 3 級，特別注意一下動作的細微處。例如在「蠍子踢」的練習中，妳的腿的移動是否都做到位，或者在「鐵人麥克」的練習中，妳的臀部是否總是往後移。

第83天

妳當然不會因為挑戰逐漸進入尾聲就免除了義務。換言之,妳今天還是要好好地吃五餐、多吃蔬菜、攝取足夠的水分。妳的身體會在休息日裡感謝妳!

今日功課:考慮自己的新健身目標

我已經解釋過,為何該讓體能訓練伴隨一生。現在讓我們具體地想一想接下來的三個月:短期之內,妳可以達成什麼?今天就請妳為往後的時間擬訂目標。有個最簡單的方法:把每套訓練依序再做三輪,過程中不斷刷新自己的記錄。如果妳成功通過結業的評量訓練,不妨將所有練習提升一級,藉此來締造新的最佳成績。當然也可以參考其他本徒手重量訓練的書,繼續自我鍛鍊。不如規定自己每週訓練三回,不過可以來點新的訓練。妳一定有很想做的練習吧?無論如何請設定適合自己能力的目標!透過這種方式,妳的身體(無論是外觀還是功能)將會不斷地改進。

額外功課

將個別練習融入妳的工作時間!妳是否經常久坐?如果是的話,不妨每個小時休息幾分鐘,做一回合訓練。最好挑選妳不喜歡的練習,在這些不熟練的練習上,妳會獲得最大的進步。

Hooya! ---

每個個人與身體類型不盡相同。有些人天生體脂肪比較低,不需要為了線條優美大費周章。有些人就算訓練得再辛苦,還是很難減少脂肪。就連身體喜歡儲存脂肪的部位也是由遺傳決定。不要因為自己身上某些部位在妳眼中不夠完美而煩惱,重要的是妳能散發出個人魅力。只要規律地做訓練,妳絕對辦得到!---

第84天

請為最後四回的訓練做好準備。如果妳清楚自己想在最後一週達成什麼，就把握今天剩餘的時間，好好地休整。

今日功課：遠離網路！

在最後一個復原日裡，請八個小時不要使用任何數位通訊工具，也不要去看任何螢幕。利用這段時間做點有建設性的事，譬如規劃下一回的旅遊或假期，讀一本新書，如果有在玩樂器就演奏幾曲。我從自己的經驗知道，規律地休養生息多麼重要；尤其在這個必須隨時待命的時代，隨時隨地有 e-mail 上門，上級長官的命令也無所不在。請妳安安心心偷閒幾小時，讓腦袋享受一下寧靜的滋味。我建議妳，日後不妨維持這樣的習慣。我向妳保證，就算暫時遠離社群網路也不會錯過什麼。相反的，正是由於手裡握著手機，我們才體會不到人生當中最美的事物！

行動力訓練

行動力訓練是由暖身運動（第 138 頁）與緩和運動（第 168 頁）組成。請注意，練習時動作要緩慢而確實！不必太過用力，不過要保持專心，放鬆心情。

1. 四足跪地轉腿　10 下（每條腿 5 下）
2. 側臥旋肩　10 下（每邊 5 下）
3. 四足跪地轉下犬式　10 下
4. 手臂高舉單膝跪地　10 下（每邊 5 下）
5. Z 字拉伸　每個姿勢與每邊維持 20 秒鐘
6. 坐姿分腿側拉　每個姿勢與每邊維持 15 秒鐘
7. 蠍子拉伸　每個姿勢與每邊維持 20 秒鐘

我的秘訣

如果我願意，可以每天從早到晚不停地工作。可是我不想這麼做。對我來說，這代表星期天不工作。如果朋友或同事這時候來找妳，請學著要說不。當身體需要休息時，請放下手邊的事，尊重一下自己的身體！

第**85**天

這是個很重要的日子，今天妳有最後一次升級的機會（如果還未升到第 3 級）。我現在已為妳感到驕傲。不過，如果妳能再度翻越記錄的高牆，我會覺得更酷。

今日訓練：評量

暖身運動（第 138 頁）

第 1 級：每項練習 4 個回合

1. 撐體搖擺（第 141 頁）　　目標：每回合 25 下
2. 讓我進去（第 150 頁）　　目標：每回合 12 下
3. 後弓箭步（第 160 頁）　　目標：每回合 12 下（每邊 6 下）
4. 窄式三點雙腿交叉（第 146 頁）　　目標：每回合 12 下（每邊 6 下）

第 2 級：每項練習 5 個回合

1. 肘撐搖擺（第 142 頁）　　目標：每回合 25 下
2. 雙足前置讓我進去（第 150 頁）　　目標：每回合 12 下
3. 側弓箭步（第 161 頁）　　目標：每回合 12 下（每邊 6 下）
4. 肩寬式三點雙腿交叉（第 147 頁）　　目標：每回合 12 下（每邊 6 下）

第 3 級：每項練習 6 個回合

1. 手臂向後伸肘撐搖擺（第 142 頁）
2. 雙腿彎曲讓我起來（第 151 頁）
3. 鐵人麥克（第 161 頁）
4. 寬式三點雙腿交叉（第 147 頁）

請根據自己的等級依次完成每項練習 4、5 或 6 個回合，在練習過程中，每訓練 30 秒就休息 30 秒。請計算確實完成的次數，在每個回合完成後記下。如果妳在每個回合都能達到規定的目標次數，就可以在接下來的訓練裡晉升一級；除非妳已躍上了第 3 級。

緩和運動（第 168 頁）

我的祕訣

即使無法在這場挑戰期間裡提升等級，也不代表妳訓練得很糟。只要妳在每回訓練中都全力以赴，妳就是成功的！

第86天

無論妳昨天是否順利升級，妳達成的一切都有特殊的意義。無論如何不要懈怠，在最後三回的訓練裡繼續卯足全勁！

今日訓練：作品
暖身運動（第 138 頁）

第 1 級：4 輪
1. 蠍子高踢（第 143 頁）
2. 殭屍深蹲（第 162 頁）
3. 窄式三點雙腿交叉（第 146 頁）
4. 跳傘式（第 152 頁）

第 2 級：5 輪
1. 蠍子側踢（第 144 頁）
2. 囚犯深蹲（第 163 頁）
3. 肩寬式三點雙腿交叉（第 147 頁）
4. 雙臂 T 字跳傘式（第 153 頁）

第 3 級：6 輪
1. 蠍子側踢觸地（第 145 頁）
2. 囚犯深蹲跳起（第 164 頁）
3. 寬式三點雙腿交叉（第 147 頁）
4. 雙臂 Y 字跳傘式（第 153 頁）

　　每項練習先做 45 秒（做單邊練習時，某一邊做完一下後換邊繼續），接著休息 15 秒，然後改做下一項練習。請根據自己的等級做 4、5 或 6 輪練習。請保持速度穩定，在訓練的 45 秒裡不要中斷。練習完成後，請記錄下在最後一輪中，每項練習各重複了幾次。

緩和運動（第 168 頁）

請妳注意自己在做伏地挺身時，雙腿確實維持最佳姿勢，尤其足尖要筆直朝下！

第**87**天

今天要來做第一次大回顧。我知道，我要求妳要改變許多習慣。這麼做是因為妳的訓練成功對我很重要！如今妳對飲食與睡眠的看法肯定已經有所改變。

今日功課：第一次結訓評量

希望妳還能找到這場挑戰開始前做的體檢記錄。如果妳已經認不出過去的自己，我也不覺得奇怪。我們晚點會再聊妳的身材及身體變化。現在要先來看看，妳的日常生活和生活方式究竟有了什麼改變。請回答以下問題：

● 總體來說，妳的活力在過去三個月裡有多大改變？是否覺得自己在平日更有耐力、更能吃苦耐勞？態度是否變得更積極、更樂觀？

● 為了讓身心安寧，妳是否睡得更好、更久，並且總是一再刻意地做復原休息？

● 妳對食物的需求是否徹底改變？妳的身體是否會自動渴望每一餐裡都有蛋白質和蔬菜？

● 面對他人時，妳的行為舉止如何？是否變得更有自信、更坦率？

● 妳是否察覺到自己在精神力方面的變化？是否更容易判定事情的輕重緩急、更容易下決定？在逆境中，妳是否更有毅力、更有紀律？

想想看，這是倒數第二回的訓練了！好好地和陪伴妳 83 天的「騷動」說聲再見。表現像個高貴的運動員，全力以赴地挑戰極限！

今日訓練：騷動
暖身運動（第 138 頁）

第 1 級：16 分鐘

1. 後弓箭步（第 160 頁）　8 下（每邊 4 下）
2. 窄式三點雙腿交叉（第 146 頁）　6 下（每邊 3 下）
3. 羅馬尼亞式單腳硬舉（第 157 頁）　8 下（每邊 4 下）
4. 讓我進去（第 150 頁）　6 下

第 2 級：20 分鐘

1. 側弓箭步（第 161 頁）　6 下（每邊 3 下）
2. 肩寬式三點雙腿交叉（第 147 頁）　6 下（每邊 3 下）
3. 雙臂T字羅馬尼亞式單腳硬舉（第 158 頁）　8 下（每邊 4 下）
4. 雙足前置讓我進去（第 150 頁）　6 下

第 3 級：24 分鐘

1. 鐵人麥克（第 161 頁）　6 下（每邊 3 下）
2. 寬式三點雙腿交叉（第 147 頁）　6 下（每邊 3 下）
3. 羅馬尼亞式單腳硬舉旋轉（第 159 頁）　8 下（每邊 4 下）
4. 雙腿彎曲讓我起來（第 151 頁）　6 下

　　請做適合自己等級的練習。依照先後順序，在完成指定的次數後，換做下一項練習。在指定時間內盡可能完成多輪練習。妳隨時可以休息，不過練習時盡可能不要中斷，休息的時間也切勿過長。訓練結束後，請記錄下完成整輪練習的次數。

緩和運動（第 168 頁）

我的秘訣

今天再全心全力地享受一下動作流程不是很熟練的練習。請盡可能正確地完成！

第**89**天

狂賀！這是 90 天挑戰的最後一回訓練！想必我今天不用鼓勵妳，要把這回訓練當成最後一次的訓練。妳肯定能自動自發。來場真正的告別秀吧！

今日訓練：暴君
暖身運動（第 138 頁）

第 1 級：5輪

1. 肘撐抬臀（第 148 頁）　10 下（每邊 5 下）
2. 殭屍深蹲（第 162 頁）　20 下
3. 撐體搖擺（第 141 頁）　30 下
4. 羅馬尼亞式單腳硬舉（第 157 頁）　14 下（每邊 7 下）

第 2 級：6 輪

1. 抬臀（第 148 頁）　10 下（每邊 5 下）
2. 囚犯深蹲（第 163 頁）　16 下
3. 肘撐搖擺（第 142 頁）　30 下
4. 雙臂 T 字羅馬尼亞式單腳硬舉（第 158 頁）　14 下（每邊 7 下）

第 3 級：7 輪

1. 抬臀加伏地挺身（第 149 頁）　8 下（每邊 4 下）
2. 囚犯深蹲跳起（第 164 頁）　14 下
3. 手臂向後伸肘撐搖擺（第 142 頁）　12 下（每邊 6 下）
4. 羅馬尼亞式單腳硬舉旋轉（第 159 頁）　14 下（每邊 7 下）

　　請以順暢、穩定的速度做適合自己等級的訓練。動作務必確實。訓練結束後，請記錄下自己所需的時間。

緩和運動（第 168 頁）

我的秘訣

　享受這一刻吧！這是妳在這 90 天挑戰裡最後一回訓練！

了不起！妳真的辦到了！妳花了 90 天通過當今最嚴格最全面的健身計畫。在這個過程中肯定學習和體驗到不少東西。相信我，我真的非常以妳為榮。妳完成的事可不是每個人都能辦到。為了妳的意志力與堅定，恭喜妳！

今日功課：第二次結訓評量

今天再站到鏡子前，用相機或智慧型手機拍張照片。重點是，照明要比照妳在挑戰前拍攝照片的同樣條件。緊接著是重要時刻，我們要來比較妳在挑戰前和挑戰後的照片。如果妳遵循了挑戰中的指示，必然會見到顯著差異。請回答以下問題：

● 妳在挑戰前測得的身材有多大改善？腰圍小了多少？妳的對照褲是否變得很寬？

● 妳現在是否站得更挺，舉手投足也更穩、更有信心？

● 妳是否察覺到，能夠更妥善且更有效率地控制自己的肌肉，並且將這樣的能力運用在處理日常生活事情上？

● 身為一個活潑、熱愛運動的人，是否覺得運動已在妳人生當中取得無可取代的地位？

● 是否還想要更多訓練？（妳可以！）

● 歷經 90 天挑戰後，腰酸背痛的毛病是否已經減緩或消失？

練習與飲食

健身練習

　　接下來我將教導妳如何做90天挑戰的練習，以及哪些肌肉會做重點訓練。妳已經知道，我們的訓練中沒有針對個別肌肉的練習，而是在每種練習裡都必須運用整個身體。不必擔心某些部位會被忽略。在這場挑戰裡，每種練習的難度都有三個等級。在做訓練之前，請務必仔細閱讀練習說明，牢記動作的順序，有不清楚的地方要反覆查閱。

暖身運動

四足跪地轉腿（第 138 頁）

側臥旋肩（第 139 頁）

四足跪地轉下犬式（第 139 頁）

手臂高舉單膝跪地（第 140 頁）

緩和運動

Z 字拉伸（第 168 頁）

坐姿分腿側拉（第 169 頁）

蠍子拉伸（第 169 頁）

肘撐搖擺（第 141 頁）

蠍子踢（第 143 頁）

三點雙腿交叉（第 146 頁）

抬臀（第 148 頁）

拉的練習（第 150 頁）

跳傘式（第 152 頁）

觀星式（第 154 頁）

羅馬尼亞式單腳硬舉（第 157 頁）

弓箭步（第 160 頁）

深蹲（第 162 頁）

雙邊觸地弓箭步（第 165 頁）

暖身運動

做肌力訓練前應先暖身的觀念已日漸普及。只不過許多人依舊是以跑幾分鐘來充當暖身運動，事實上這麼做根本達不到暖身目的，因為這只能讓心跳達到適合訓練的程度。暖身運動更重要的目的在於活絡訓練時必須用到的肌肉和關節；一方面可以避免運動傷害，另一方面可以幫助我們把訓練的動作做確實。我們完全捨棄跑步，用腳趾到脖子全方位運動來活絡身體，為挑戰預定的訓練做好準備。切記：沒有暖身運動就沒有訓練！

四足跪地轉腿

雙腿跪下，雙手支撐身體（四肢著地）。接著抬起左腿（左膝保持在彎曲 90 度），以髖部為軸，盡可能大範圍地向前和向後旋轉左腿十圈。左邊完成後，接著換右邊練習。

側臥旋肩

　　身體右邊側臥，雙腿併攏呈 90 度彎曲置於身體前方，雙臂併攏向前伸展，右臂在下左臂在上。接著收縮腹肌，左臂以畫大半圓的方式向身體後方伸展，然後再以同樣方式從反方向拉回左臂。請注意，在做動作時，躺臥的手臂及肩胛骨必須盡可能貼住地面。請先側躺右邊做五回，接著換成側躺左邊做五回。

四足跪地轉下犬式

　　四肢著地（兩條大腿與地面垂直，雙足分開，眼睛直視地面），然後將臀部向後移至腳踝上方（此時妳的背部會整個弓起）。接著將臀部抬起，直到雙腿完全伸直（此時將胸部盡量往雙足靠）。這個姿勢在瑜珈裡稱為「下犬式」。盡可能伸展雙腿並放鬆腳踝。妳應該會感覺到雙腿背面伸長的感覺。最後再次將臀部降至腳踝上方。同樣的動作重複十回。請注意，做動作時一直要有伸長的感覺。

手臂高舉單膝跪地

　　挺直站好，彷彿即將跳水般把雙臂伸直高舉過頭，然後左腿向前跨弓步。此時左膝在左腳踝的正上方，右膝貼在地面，右足腳趾朝往身體的反方向。維持這樣的姿勢，雙臂盡可能向上伸展。此時妳的右腳踝壓向地面，繃緊右臀的肌肉。接著放下左手去觸摸地面，右手繼續朝上伸。妳應當察覺身體右半邊有拉長的感覺。保持這樣的姿勢五秒。最後回復起始姿勢，並且放鬆一秒。同樣的動作重複五回，然後換邊重複五回。

肘撐搖擺

　　肘撐搖擺幾乎會動用到身體的每一塊肌肉，特別是核心肌群、背闊肌和肩膀。這組動作能讓身體有適度張力。動作的關鍵在於，練習中要維持姿勢不轉動。以下三種動作都要盡可能讓身體保持從頭到腳跟呈一直線，臀部保持與肩同高。收縮腹肌，肚臍往脊椎方向收縮。

第 1 級
撐體搖擺

　　做伏地挺身的起始姿勢（雙肩位於兩個手腕正上方），然後繃緊身體，將肚臍往內縮。接著以這樣的姿勢讓身體盡可能向後推（移動中勿抬起臀部），隨後滾動腳趾將身體向前推，回到起始姿勢（過程中務必讓身體保持穩定，從頭到腳跟始終維持一直線）。留心動作的流暢，盡可能將身體向前推和向後推。每次重複應當在一到兩秒鐘之內完成。

第2級

肘撐搖擺

　　做肘撐姿勢（手肘在肩膀正下方，兩條前臂與雙手平行，間隔與肩同寬貼在地面）。然後繃緊身體，將肚臍往內縮。接著以這樣的姿勢讓身體盡可能向後推（移動中勿抬起臀部，務必保持從頭到腳跟一直線）。最後滾動腳趾將身體向前推，回到起始姿勢。請注意，過程中兩條前臂必須緊緊抵住地面，腹肌必須保持緊繃。留心動作的流暢，盡可能將身體向前推和向後推。每次重複應當在一到兩秒鐘之內完成。

第3級

手臂向後伸肘撐搖擺

　　做肘撐姿勢（手肘置於肩膀正下方，兩條前臂與雙手平行，間隔與肩同寬貼在地面）。然後繃緊身體，肚臍往內縮。接著以這樣的姿勢用右前臂支撐身體的重量，身體盡可能向後推（移動中勿抬起臀部），同時將左臂伸向左膝（務必保持從頭到腳跟一直線）。隨後滾動腳趾將身體向前推。向前移動時收回左臂，回復成肘撐姿勢。動作完成後換另一邊做同樣的練習。留心動作的流暢，盡可能將身體向前和向後推。

蠍子踢

這項練習有助於增強上半身、軀幹及臀部的力量與柔軟度。第2級與第3級中的轉腿必須運用核心肌群，能格外強化軀幹。

第1級
蠍子高踢

做伏地挺身的起始姿勢（雙肩位於雙掌正上方，雙足與臀同寬）。請注意，此時務必讓身體從頭到腳跟形成一直線。然後將右膝往胸部方向彎曲。接著，右膝維持彎曲，右腿盡可能高舉（右小腿筆直向上，右足和右腳趾拉長）。最後放下右腿，回復伏地挺身的姿勢，換左腿從反方向重複同樣動作。

第 2 級
蠍子側踢

　　做伏地挺身的起始姿勢（雙肩位於雙掌正上方，雙足與臀同寬）。請注意，此時務必讓身體從頭到腳跟形成一直線。然後將右膝往胸部方向彎曲。

　　接著，右膝維持彎曲，右腿盡可能高舉（右小腿筆直向上）。然後旋轉髖部，右足擺過左腿上方（右足盡可能往左；不過要注意，切勿轉動上半身，左腳掌應保持直立）。最後回復伏地挺身的姿勢，換左腿從反方向重複同樣動作。

第3級
蠍子側踢觸地

　　做伏地挺身的起始姿勢（雙肩位於雙掌正上方，雙足與臀同寬）。請注意，此時務必讓身體從頭到腳跟形成一直線。然後右膝往胸部方向彎曲。接下來，右膝維持彎曲，右腿盡可能高舉（右小腿筆直向上）。然後旋轉髖部，右足擺過左腿上方，髖部繼續旋轉，右足盡可能往地板方向移動，直到直立的左腳掌翻轉成外側觸地。請注意，上半身切勿轉動。最後回復伏地挺身的姿勢，換左腿從反方向重複同樣動作。

三點雙腿交叉

　　這項練習有助於增強上半身、軀幹和雙腿的力量。當我們運動雙臂或雙腿時，核心肌群能穩定我們的身體，這是它最重要的功能之一。雙腿交叉時抬起一條腿會讓身體不平衡，迫使核心肌群加強穩定，調節失衡狀態。

第1級
窄式三點雙腿交叉

　　做伏地挺身的起始姿勢（雙肩位於雙掌正上方，雙足與臀同寬），肚臍往脊椎方向收縮，繃緊腹肌。然後左足抬離地面約五公分高，腳趾指向地面（切勿移動臀部）。請注意，過程中務必讓身體保持從頭到腳跟呈一直線。接著左足移向右足，隨後回復起始姿勢，然後右腿重複同樣的練習。上半身與髖部在整個過程中切勿移動。

第2級

肩寬式三點雙腿交叉

做伏地挺身的起始姿勢（雙肩位於雙掌正上方，雙足與肩同寬），肚臍往脊椎方向收縮，繃緊腹肌。然後左足抬離地面約五公分高，腳趾指向地面（切勿移動臀部）。請注意，過程中務必讓身體保持從頭到腳跟呈一直線。接著左足移向右足，隨後回復起始姿勢，然後右腿重複同樣的練習。上半身與髖部在整個過程中切勿移動。

第3級

寬式三點雙腿交叉

做伏地挺身的起始姿勢（雙肩位於雙掌正上方，雙足比肩膀更寬），肚臍往脊椎方向收縮，繃緊腹肌。然後左足抬離地面約五公分高，腳趾指向地面（切勿移動臀部）。請注意，過程中務必讓身體保持從頭到腳跟呈一直線。接著左足移向右足，隨後回復起始姿勢，然後右腿重複同樣的練習。上半身與髖部在整個過程中切勿移動。

抬臀

抬臀有助於改善核心肌群區域的側邊穩定性，強化手臂、肩膀與胸肌。

第 1 級
肘撐抬臀

　　做肘撐姿勢（手肘置於肩膀正下方，兩條前臂與雙手平行，間隔與肩同寬貼在地面）。接著讓右前臂支撐身體，旋轉雙足，身體往右側向上翻揚，左手置於左側髖部（此時上腿在前，下腿在後）。然後臀部往前推（身體從頭到腳跟呈一直線，上半身切勿下垂），收縮肚臍，繃緊腹肌。務必讓姿勢維持穩定。接著右臀緩緩往下，直到輕觸地面，然後緩緩抬起，再將左前臂放回地上，回復肘撐姿勢。動作完成後換另一邊做同樣的練習。

第 2 級
抬臀

做伏地挺身的起始姿勢（雙肩位於雙掌正上方，雙足與肩同寬）。接著用右手支撐身體，旋轉雙足讓身體往右側向上翻揚，左手置於左側髖部（上腿在前、下腿在後）。接著臀部向前推（務必讓身體從頭到腳跟呈一直線，上半身切勿下垂），收縮肚臍，繃緊腹肌。務必讓姿勢維持穩定。接著右臀緩緩下降，直到輕觸地面（右臂始終撐直著），然後緩緩抬起，再將左手放回地上，回復伏地挺身的姿勢。動作完成後換另一邊做同樣的練習。

第3級
抬臀加伏地挺身

做伏地挺身的起始姿勢（雙肩位於雙掌正上方，雙足與肩同寬）。接著用右手支撐身體，旋轉雙足將身體往右側向上翻揚，左手置於左側髖部（上腿在前、下腿在後）。接著臀部向前推（務必讓身體從頭到腳跟呈一直線，上半身切勿下垂），收縮肚臍，繃緊腹肌。務必讓姿勢維持穩定。接著右臀緩緩下降，直到輕觸地面（右臂始終撐直著），然後緩緩抬起，再將左手放回地上，回復成伏地挺身的姿勢。此時立刻彎曲手肘，讓胸部往地面下降，無縫接軌地完成一下伏地挺身。最後撐起身體，回復起始姿勢。動作完成後換另一邊做同樣的練習。

拉的練習

這些練習有助於形塑背部及頸部肌肉，特別是闊背肌、三角肌與斜方肌，還有二頭肌和前臂。平日高舉東西時都會動用到這些肌肉，它們還會穩定妳的脊椎、肩胛骨，連帶穩定妳的肩膀。

第 1 級
讓我進去

　　用一條毛巾纏繞住一扇穩固的門的把手，雙手牢牢抓緊毛巾兩頭。接著將雙足置於雙手正下方的地面（務必讓雙足站穩）。接著雙臂伸直，雙膝彎曲成 90 度（練習過程中都保持這樣的彎曲角度），盡可能讓臀部往地面下降。然後運用背肌力量將上半身往雙手方向拉，直到肩胛骨緊靠為止（繃緊腹肌，保持上半身直挺）。最後再度雙臂伸直，回復起始姿勢。

第 2 級
雙足前置讓我進去

用一條毛巾纏繞住一扇穩固的門的把手，雙手牢牢抓緊毛巾兩頭。接著將雙足置於離雙手約30公分前的地面上，並夾緊門板（務必讓雙足站穩）。接著保持雙臂伸直，雙膝彎曲成90度（練習過程中都保持這樣的彎曲角度），盡可能讓臀部往地面下降。然後運用背肌力量將上半身往雙手方向拉，直到肩胛骨靠緊為止（繃緊腹肌，保持上半身直挺）。最後請再度雙臂伸直，回復成起始姿勢。提醒妳，雙足放在越前面，練習難度會越高；反之，放在越後面，練習會越容易。

第3級
雙腿彎曲讓我起來

　躺在一張穩固且高度及腰的桌子下方，雙手反握桌邊，大約與肩同寬。雙腿彎曲，雙足踩住地面。接著將上半身往雙手方向拉，直到肩胛骨緊靠為止（務必讓身體保持從頭到膝蓋呈一直線），然後降下上半身。如果桌子太小，或是妳的體型太大，不妨放寬反握桌邊的間距，讓背部不會碰到地面。雙腿的彎曲越小，練習會越難。

跳傘式

這項練習有助於鍛鍊整個背部肌肉。不僅可以防止駝背，還可防止肩膀向前傾。在辦公桌前久坐經常會引發這兩種問題。

第 1 級
跳傘式

趴在地上，雙腿張開超過肩寬，雙足豎立，雙臂伸直放在身體兩側，雙掌伏貼在髖部旁的地面。接著繃緊身體，盡可能將上半身連同雙臂和雙腿抬高，同時將大拇指翻向天花板，肩胛骨相互緊靠。上半身和四肢懸空時，將雙腿併攏再分開（務必讓雙腿保持懸空）。接下來只要重複雙腿併攏與分開的動作。

第 2 級
雙臂 T 字跳傘式

　　趴在地上，雙腿張開超過肩寬，雙足豎立，雙臂伸向兩側與上半身形成 T 字形，雙掌伏貼於地面。接著繃緊身體，盡可能將上半身連同雙臂和雙腿抬高，同時將大拇指翻向天花板，肩胛骨相互緊靠。上半身和四肢懸空時，將雙腿併攏後再分開（務必讓雙腿保持懸空）。接下來只要重複雙腿併攏與分開的動作。

第 3 級
雙臂 Y 字跳傘式

　　趴在地上，雙腿張開超過肩寬，雙足豎立，雙臂伸向前方與上半身形成 Y 字形，雙掌伏貼於地面。接著繃緊身體，盡可能將上半身連同雙臂和雙腿抬高，同時將大拇指翻向天花板，肩胛骨相互緊靠。上半身和四肢懸空時，將雙腿併攏後再分開（務必讓雙腿保持懸空）。接下來只要重複雙腿併攏與分開的動作。

觀星式

觀星式有助妳學習在肩膀保持不動的情況下旋轉髖部。許多日常生活情況或運動項目裡都會用到這樣的動作（例如打擊或揮拍等）。它還能強化整個核心肌群。

第 1 級
肘撐觀星式

做肘撐姿勢（手肘置於肩膀正下方，兩條前臂與雙手平行，間隔與肩同寬貼在地面）。接著用右前臂支撐身體，旋轉雙足讓身體往右側向上翻揚，左臂向上伸直（此時上腿在前、下腿在後），務必讓身體保持從頭到腳跟、從右臂到左臂都呈一直線。接著上半身輕輕抬起，臀部向前轉動（右手始終位於肩膀下方）。然後左臂保持向上伸，髖部轉回地板方向，同時旋轉腳姆趾掌丘。最後放下左臂，回復肘撐的姿勢。動作完成後換另一邊做同樣的練習。

第2級
觀星式

做伏地挺身的起始姿勢（雙肩位於雙掌正上方，雙足與臀同寬）。然後用右手支撐身體，左臂向上伸直（此時上腿在前、下腿在後），務必讓身體保持從頭到腳跟、從右掌到左掌都呈一直線。

上半身輕輕抬起，臀部向前轉動（右掌始終位於右肩下方）。然後左臂保持向上伸，髖部轉回地板方向，同時旋轉腳姆趾掌丘。最後放下左臂，回復成伏地挺身的姿勢。動作完成後換另一邊做同樣的練習。

第 3 級
觀星式加伏地挺身

　　做伏地挺身的起始姿勢（雙肩位於雙掌正上方，雙足與臀同寬）。然後用右手支撐身體，左臂向上伸直（此時上腿在前、下腿在後），務必讓身體保持從頭到腳跟、從右掌到左掌都呈一直線。接著將上半身輕輕抬起，臀部向前轉動（右掌始終位於右肩下方）。然後左臂保持向上伸，髖部轉回地板的方向，同時旋轉腳姆趾掌丘。然後放下左臂，回復成伏地挺身的姿勢。此時順勢彎曲手肘，讓胸部往地面降下，無縫接軌地完成一下伏地挺身。最後將身體撐起，回復起始姿勢。動作完成後換另一邊做同樣的練習。

羅馬尼亞式單腳硬舉

這個練習有助於形塑小腿、大腿背面、臀部和背部等部位肌肉，我們挺直站立時需要這些肌肉。這項練習可以明顯改善妳的平衡與體態。剛開始練習時或許難以保持平衡，不過妳很快就會進步。

第1級

羅馬尼亞式單腳硬舉

直立站好，雙臂向前伸直。接著左腿盡可能往後方抬高，上半身往前方下降，直到上半身和左腿與地面平行，身體從頭到左腳跟呈一直線。萬一身體還不夠靈活，無法讓上半身和腿部與地面保持平行，但是站立那條腿的大腿背面已有明顯的拉伸感覺，這時就可以回復站立姿勢。請注意，練習中腳趾與雙臂要維持同樣姿勢，髖部與肩膀保持穩定。動作完成後換另一邊做同樣的練習。

第 2 級
雙臂 T 字羅馬尼亞式單腳硬舉

　　直立站好，雙臂伸向兩側與上半身形成 T 字形。接著左腿盡可能往後方抬高，上半身往前方下降，直到上半身和左腿與地面平行，身體從頭到左腳跟呈一直線。萬一身體還不夠靈活，無法讓上半身和腿部與地面保持平行，但是站立那條腿的大腿背面已有明顯的拉伸感覺，這時就可以回復站立姿勢。請注意，練習中腳趾與雙臂要維持同樣姿勢，髖部與肩膀保持穩定。動作完成後換另一邊做同樣的練習。

第 3 級
羅馬尼亞式單腳硬舉旋轉

　　直立站好，雙臂伸向兩側與上半身形成 T 字形。接著左腿盡可能往後方抬高，上半身往前方下降，直到上半身和左腿與地面平行，身體從頭到左腳跟呈一直線。萬一身體還不夠靈活，無法讓上半身和腿部與地面保持平行，但是站立那條腿的大腿背面已有明顯的拉伸感覺，這時可以稍微調整姿勢。接著，雙臂和肩膀形成的 T 字向左旋轉，然後回復水平狀態（動作時切勿移動頭部和髖部）。請注意，練習中腳趾要維持同樣的姿勢，髖部與肩膀保持穩定。最後回復起始姿勢，然後換另一邊做同樣的練習：將右腿抬高，T 字向右旋轉。

弓箭步

弓步與弓箭步有助於強化整個下半身的肌肉，雙腿與髖部會在肌力影響下變得更穩。練習中上半身保持挺直，相較於前腿，髖部盡量往後，這兩點對下面三種變化同樣重要。這個練習能強化臀部與大腿後側的肌肉，也可防止膝蓋骨滑動，從而降低膝蓋的負擔。請注意，在做第3級的練習前，務必確認自己已能正確掌握這項練習。

第1級
後弓箭步

挺胸直立，雙足與髖同寬，腳趾朝向正前方。雙手置於後腦杓，手指輕輕交叉，兩個手肘分別朝向左右兩邊。然後右腿向後跨一個大弓箭步，用腳趾抵住地面。接著彎曲左膝，讓臀部下沉，直到右膝幾乎觸地為止（過程中上半身挺直，手肘向後拉伸，頭部勿被雙臂壓下；下半身則務必讓前腿膝蓋在腳踝正上方。為達成這樣的姿勢，後跨的步伐必須夠大。如果前膝在腳趾前面：上半身維持挺直，將髖部往後移）。最後用左腳跟把身體頂起來，回復站立姿勢。動作完成後換另一邊做同樣的練習。

第2級
側弓箭步

挺胸直立，雙足與髖同寬，雙臂向前伸直。左腿向左跨出一個大弓箭步，彎曲膝蓋，臀部向後移（腳趾朝正前方，而非朝側邊。臀部和上半身應盡量往下與往後）。最後用左腳跟把身體頂起來，回復站立姿勢。動作完成後換另一邊做同樣的練習。

第3級
鐵人麥克

挺胸直立，雙足與髖同寬，腳趾朝向正前方。雙手置於後腦杓，手指輕輕交叉，兩個手肘分別朝向左右兩邊。然後右腿向後跨出一個大弓箭步，腳趾抵住地面，右膝下降至離地約兩公分高度（過程中上半身挺直，手肘向後拉伸，頭部勿被雙臂壓下；下半身則務必讓前腿膝蓋在腳踝正上方）。接著身體跳起來，雙腿姿勢互換，讓右腿在前，左腿跨弓箭步在後（過程中上半身挺直，右膝在右腳踝正上方）。正確完成這項練習有助於提升平衡、速度、協調性、肌耐力與肌力。練習中前足要放在離臀部夠遠的前方地面，前腳跟才能保持穩定。

深蹲

屈膝與深蹲是很棒的練習，不僅有助於形塑腿部和背部肌肉，更能強化肌耐力、柔軟度與協調性，這些都是日常生活中不可或缺的體能條件。正確的深蹲動作特別需要高度的柔軟度，因此切勿貪功求快，應求動作確實，以自己能蹲下的深度為限循序漸進。基本上，妳的動作範圍會隨著規律訓練迅速擴展。相較於第1級的練習，第 2 級對腳跟與肩膀的柔軟度要求更高。第3級能增進深蹲技巧，更有助強化妳對雙足不在地面上時的控制能力。

第 1 級
殭屍深蹲

挺胸直立，雙足與髖同寬，雙臂向前伸直，腳趾朝向正前方。接著彎曲雙膝，臀部往後移。過程中上半身盡可能挺直，雙膝向外壓，莫讓雙膝靠攏。如果上半身會微微向前移動，切勿讓上半身彎曲。如果柔軟度夠，就盡可能往下蹲，直到臀部碰到小腿肚（過程中切勿讓脊椎彎曲）。在脊椎彎曲前倒轉動作，利用腳跟及臀部肌肉的力量將自己向上撐起，直到恢復挺直站立。如有必要，在重複動作前先調整雙足和上半身的位置。

第 2 級
囚犯深蹲

　　挺胸直立，雙足與髖同寬，腳趾朝向正前方。雙手置於後腦杓，手指輕輕交叉，兩個手肘分別朝向左右兩邊。然後彎曲雙膝，臀部往後移。過程中上半身盡可能挺直，雙膝向外壓，莫讓雙膝靠攏。如果上半身會微微向前移動，切勿讓上半身彎曲。此外要繃緊肩胛骨之間的肌肉，讓手肘與兩耳齊高。如果柔軟度夠，就盡可能往下蹲，直到臀部碰到小腿肚（過程中切勿讓脊椎彎曲）。在脊椎彎曲前倒轉動作，利用腳跟及臀部肌肉的力量將自己向上撐起，直到恢復挺直站立。如有必要，在重複動作前先調整雙足和上半身的位置。

第 3 級
囚犯深蹲跳起

　　挺胸直立，雙足與髖同寬，腳趾朝向正前方。雙手置於後腦杓，手指輕輕交叉，兩個手肘分別朝向左右兩邊。然後彎曲雙膝，臀部往後移，過程中上半身盡可能挺直，雙膝向外壓，莫讓雙膝靠攏。如果上半身會微微向前移動，切勿讓上半身彎曲。此外要繃緊肩胛骨之間的肌肉，讓手肘與兩耳齊高。如果柔軟度夠，就盡可能往下蹲，直到臀部碰到小腿肚（過程中切勿讓脊椎彎曲）。在脊椎彎曲前倒轉動作，利用腳跟及臀部肌肉的力量用力將自己向上撐起，讓雙足暫時離地，小幅度地跳躍。如有必要，在重複動作前先調整雙足和上半身的位置。

雙邊觸地弓箭步

弓箭步的變化有助於強化腿部和臀部的肌力與柔軟度，形塑上半身的側肌。用來對抗久坐造成的僵硬很有效。因為這些動作不僅能增強脊椎的橫向柔軟度，也能舒展脊椎。

第 1 級
雙手高舉弓箭步

　　直立站好，雙足與髖同寬，腳趾朝向正前方。彷彿要跳水般將雙臂伸直高舉過頭，右腿向後跨一個大弓箭步，用腳趾抵住地面。接著彎曲左膝，讓臀部下沉，直到右膝幾乎觸地為止。過程中前腿膝蓋保持在腳踝正上方。為達成這樣的姿勢，後跨的步伐必須夠大。最後用左腳跟把自己頂起來，回復站立姿勢。動作完成後換另一邊做同樣的練習。請注意，練習中上半身要挺直，上臂緊貼雙耳，盡可能地伸展。

第 2 級
側半邊弓箭步

　　直立站好，雙足與髖同寬，腳趾朝向正前方。彷彿要跳水般將雙臂伸直高舉過頭，右腿向後跨一個大弓箭步，用腳趾抵住地面。接著彎曲左膝，讓臀部下沉，直到右膝幾乎觸地為止。過程中前腿膝蓋保持在腳踝正上方。為達成這樣的姿勢，後跨的步伐必須夠大。然後左臂伸向身體左側下方，手盡可能伸向地面；如果妳的柔軟度很高，就把指關節放到地面上，此時右臂保持筆直朝上。最後將左臂向上伸直，起身回復起始姿勢。動作完成後換另一邊做同樣的練習：左腿向後跨弓箭步，右臂伸向地面。

第 3 級

雙邊觸地弓箭步

　　直立站好，雙足與髖同寬，腳趾朝向正前方。彷彿要跳水般將雙臂伸直高舉過頭，右腿向後跨一個大弓箭步，用腳趾抵住地面。接著彎曲左膝，讓臀部下沉，直到右膝幾乎觸地為止。過程中前腿膝蓋保持在腳踝正上方。為達成這樣的姿勢，後跨的步伐必須夠大。然後左臂伸向身體左側下方，手盡可能伸向地面；如果妳的柔軟度很高，就把指關節放到地面上，此時右臂保持筆直朝上。接著左臂向上伸直，換右臂伸向地面。最後右臂向上伸直，起身回復起始姿勢。動作完成後換另一邊做同樣的練習：左腿向後跨弓箭步，先是右臂、後接左臂伸向地面。

緩和運動

　　做完訓練要接著做緩和運動。請利用這個時候，用正確的方式好好舒展身體。

Z字拉伸

　　坐在地上盡可能挺直，右腿曲伸於身前，左腿曲伸於身後。然後將雙臂向前伸直，伏臥到右腿上面，直到右臀有拉伸的感覺為止。保持這樣的姿勢20秒。接著身體再度挺直，右手置於身後，上半身和左臂遠離左腿往右旋。如果柔軟度足夠，不妨讓右前臂貼地，讓上半身更進一步右旋。保持這樣的姿勢20秒。動作完成後，讓雙腿姿勢互換，用另一邊做同樣的練習。

坐姿分腿側拉

　　坐在地上盡可能挺直，雙腿打直，盡可能分開伸展（此時鼠蹊部應當會有拉伸的感覺）。上半身挺直，右手伸過左腿和左膝，握住左腿脛骨外側。保持這樣的姿勢 15 秒。接著，上半身保持不彎曲，身體盡可能往前傾。如果妳的柔軟度很高，就用右手緊握左足外側，不然也可以握住左膝或左腿脛骨。保持這樣的姿勢 15 秒。動作完成後換另一邊做同樣的練習。

蠍子拉伸

　　趴在地上，左臂彎曲成 90 度橫向伸出。彎曲右膝，盡可能將右小腿抬起。接著扭轉髖部，讓右足擺過身體左半邊（可以用右掌撐地輔助動作進行）。左前臂壓住地面，保持這樣的姿勢 20 秒。最後將右臂向前伸直，放鬆左臂。保持這樣的姿勢 20 秒。動作完成後換另一邊做同樣的練習。

健康飲食

　　以下食譜的份量皆為兩人份。是否應該選擇性地補充碳水化合物，就要看妳個人的塑身目標。選擇性醣類附餐的份量也都是兩人份。攝取的鐵則是：

減重：攝取食譜原始的份量。

維持體重：每日至多在某兩餐裡攝取選擇性附餐。

增重：每日在任意多餐裡攝取選擇性附餐。

早餐

主餐

點心

奶昔／冰沙

早餐

蔬菜炒蛋

每人 26 克蛋白質

- 2 顆蕃茄
- 1 小條櫛瓜
- 少許橄欖油
- 1 大顆洋蔥
- 6 顆蛋
- 鹽與胡椒視個人喜好酌量添加

洗淨蔬菜，切成適合入口的塊狀。將蛋打勻並加鹽調味。先把蔬菜放入熱平底鍋裡用橄欖油拌炒，接著淋上準備好的蛋汁，偶爾翻動直到蛋汁炒熟。最後撒上一點胡椒，大功告成。

選擇性附餐：兩片全麥麵包

變化：蔬菜可用菠菜、蘑菇、綠花椰菜或早餐培根取代。

健身堅果麥片

每人32 克蛋白質

- 40 克腰果
- 40 克燕麥片
- 200 毫升牛乳或杏仁乳
- 40 克核桃
- 200 克低脂凝乳
- 20 克莧菜籽

將堅果剁成小塊後，與燕麥片及莧菜籽混合。接著將凝乳和牛乳放入碗裡攪拌成膏狀。最後加入準備好的麥片與堅果。

選擇性附餐：80 克燕麥片（取代原本的 40 克）

變化：將 40 克燕麥片、40 克核桃、5 至6 顆黑橄欖與 100 克鮭魚片加入凝乳及牛乳裡，做成豐富的凝乳麥片。

鮭魚開胃早餐

每人 30 克蛋白質

- 100 克燻鮭魚
- 10 顆綠橄欖
- 100 克莫札瑞拉乳酪
- 6 顆朝鮮薊心（醃漬）
- 少許義大利香醋
- 10 顆黑橄欖
- 50 克戈貢佐拉乳酪（或其他乳酪）
- 100 克蕃茄乾（醃漬）
- 少許橄欖油

將食材瀝乾後擺放在盤子裡，撒上幾滴橄欖油與義大利香醋即可食用。

選擇性附餐：兩片全麥麵包

變化：視個人喜好用水果、蔬菜、乳酪、香腸或火腿取代食材。

主餐

鯰魚排佐野生稻米飯與綠花椰菜

每人 33 克蛋白質

- 約 80 克野生稻米
- 1 顆檸檬
- 少許橄欖油
- 400 克綠花椰菜（新鮮或冷凍）
- 100 毫升蔬菜高湯
- 少許蜂蜜

- 2 片鯰魚排（每片約 125 克）
- 少許鹽
- 1 把百里香與牛至
- 1 顆洋蔥
- 少許胡椒

烤箱預熱至 160 度。取一只鍋子盛水加熱，按照包裝上的說明將米放入鍋中煮熟。

清洗魚排。將檸檬對半切開，一半榨成汁，另一半切兩片備用。將鹽與檸檬汁塗抹在魚排上，放入平底鍋裡用少許橄欖油大火快煎。將魚排撈起放在鋁箔紙上，再將橄欖油、百里香、牛至及檸檬片（每片魚排一片）置於魚排上，然後放入烤箱烤 15 分鐘。

洗淨綠花椰菜，切成小塊備用。先將洋蔥剝皮、切丁，用高溫的橄欖油在鍋裡快炒。接著注入蔬菜高湯，加入準備好的綠花椰菜一起燉煮。

最後再將煮好的野生稻米飯、綠花椰菜和魚排一起盛於盤中，大功告成。

選擇性附餐：120 克野生稻米飯（取代原本的 80 克）

變化：可用鱈魚或鮪魚等其他魚類取代鯰魚。

雞肉蘑菇奶油醬櫛瓜麵

每人 32 克蛋白質

- 6 大條櫛瓜
- 150 克雞胸肉
- 少許鹽
- 少許橄欖油
- 400 克蘑菇
- 2 大顆洋蔥
- 100 毫升蔬菜高湯
- 200 毫升液態奶油
- 1 湯匙堅果醬（原味的花生醬、杏仁醬或榛果醬）
- 百里香、牛至與胡椒視個人喜好酌量添加

櫛瓜切成薄片，再將薄片切成麵條狀的薄長條（某些家居賣場可以買到螺旋切絲器，使用起來會比較方便）。將雞胸肉切成小塊，稍微用鹽醃一下，放入平底鍋加點橄欖油用大火快炒，然後暫時將肉撈起。

蘑菇和洋蔥理淨後切一切，放入熱平底鍋裡。接著以大火快炒，並注入蔬菜高湯。然後再放入奶油和堅果醬，稍微煨一會兒。接著將櫛瓜麵放入，繼續滾一到兩分鐘。最後再以百里香、牛至、鹽與黑胡椒調味，大功告成！

選擇性附餐：在櫛瓜麵中加入 80 克（淨重）煮好的全麥麵條。

變化：素食者可用豆乾取代雞胸肉。

彩椒雞肉

每人 32 克蛋白質

- 300 克雞胸肉
- 少許橄欖油
- 2 顆紅椒
- 2 顆黃椒或青椒
- 100 毫升蔬菜高湯
- 鹽、胡椒、百里香與牛至視個人喜好酌量添加

肉切塊，放入平底鍋裡用少許橄欖油大火快炒後撈起備用。將彩椒洗清、理淨，切成條狀，放入平底鍋裡用少許新的橄欖油大火快炒，並淋上蔬菜高湯。最後再撒點鹽、胡椒、牛至與百里香，用中火煨熟即可。

選擇性附餐：配 80 克（淨重）的飯

變化：選用自己喜歡的蔬菜，雞肉也可用豆腐取代。

戈貢佐拉乳酪焗烤花椰菜與綠花椰菜

每人 31 克蛋白質

- 1 顆花椰菜（或約 400 克冷凍花椰菜）
- 1 顆綠花椰菜（或約 400 克冷凍綠花椰菜）
- 150 克戈貢佐拉乳酪（或莫札瑞拉乳酪）
- 2 顆洋蔥
- 少許油
- 400 毫升蔬菜高湯
- 200 毫升液態奶油或 250 毫升豆漿
- 50 克磨碎的帕馬森乳酪
- 鹽與胡椒視個人喜好酌量添加

烤箱預熱至 180 度。將花椰菜與綠花椰菜洗淨、切塊，放入熱水裡煮大約 10 分鐘。將戈貢佐拉乳酪或莫札瑞拉乳酪弄成小塊備用。

將清理好且切成丁的洋蔥放入鍋裡，用少許的油大火快炒。接著再放入蔬菜高湯和液態奶油，加點鹽調味。

煮好的蔬菜放入烤盤與帕馬森乳酪混合。用大湯杓將奶油醬淋在蔬菜上，讓整個底部被醬汁覆蓋。在上頭鋪上戈貢佐拉乳酪或莫札瑞拉乳酪，然後放入烤箱裡焗烤。待上層的乳酪轉為金黃色便可取出。最後加點鹽與胡椒調味，大功告成。

選擇性附餐：200 克水煮馬鈴薯

變化：選用自己喜歡的蔬菜，奶油醬也可用切碎的蕃茄、洋蔥、羅勒和豌豆加水煮成的醬汁取代。

點心

小紅莓腰果活力沙拉

每人 24 克蛋白質

- 自己喜歡的沙拉菜
- 4 根蔥
- 2 顆蕃茄
- 半條黃瓜（或 1 條小黃瓜）
- 60 克小紅莓乾
- 100 克腰果
- 125 克莫札瑞拉乳酪（切丁）

- 沙拉醬 { 4～5 湯匙橄欖油 / 2～3 湯匙醋
- 鹽與胡椒視個人喜好酌量添加
- 少許牛至
- 少許青椒粉
- 1 茶匙蜂蜜
- 1～2 茶匙中辣芥末

　　將所有沙拉醬的材料攪拌均勻。將沙拉菜和蔬菜洗淨後切好，放在沙拉碗內。接著加入小紅莓乾、腰果及莫札瑞拉乳酪拌一拌。最後淋上沙拉醬即可。

雞肉花生醬香菜蘿蔔蘋果沙拉

每人 38 克蛋白質

- 200 克雞胸肉
- 4 根胡蘿蔔
- 少許檸檬汁
- 1 茶匙新鮮香菜
- 鹽與胡椒視個人喜好酌量添加
- 少許橄欖油
- 1 大顆蘋果
- 100 克花生
- 少許醋

雞胸肉切丁，用鹽醃過後放入鍋中，加橄欖油用大火快炒，肉盛起放在盤內。胡蘿蔔和蘋果刨成細絲，淋上檸檬汁。將花生剁碎，不加任何油在平底鍋快炒，接著與切碎的新鮮香菜一同倒入沙拉裡。把雞胸肉倒在沙拉上，加點醋與橄欖油調味。如有必要，可加點鹽與胡椒提味。

豆干蔬菜串

每人 23 克蛋白質

- 約 20 顆雞尾酒蕃茄
- 1 條櫛瓜
- 少許橄欖油
- 約 10 個新鮮蘑菇
- 250 克豆干

蔬菜清洗、整理，蘑菇對切，櫛瓜和豆干切成適合入口的小塊狀。接著將材料交替串在竹籤上。最後加橄欖油用大火煎一下蔬菜串的每一面。

奶昔／冰沙

　　所有材料放入調理機攪拌，攪拌完成後盛入杯中飲用。可依據自己想要的濃度調整水量。若要製成冰沙，就多加一把碎冰。

　　製作蛋白奶昔或蛋白冰沙就直接添加蛋白粉（50 克）或凝乳（300 克）。素食者可選用以糙米或豌豆製成的蛋白粉。

　　訓練後飲用的奶昔最好不要有脂肪，因為身體可以更迅速地從奶昔中攝取蛋白質與醣。相對的，在沒有訓練的日子將奶昔當點心就可以添加脂肪（例如加堅果、酪梨或椰子油等），因為可以阻止身體攝取醣。

小紅莓杏仁奶昔

- 50 克小紅莓（新鮮或冷凍）
- 100 克覆盆子
- 100 克杏仁
- 50 克燕麥片
- 2 把菠菜
- 水

芒果紫萵苣奶昔

- 1 顆芒果
- 10 片紫萵苣葉（約 100 克）
- 半把香芹
- 半顆檸檬
- 1 顆柳丁
- 1 茶匙椰子油
- 水

無花果薄荷奶昔（訓練後飲用）

- 2 根香蕉
- 3～4 顆無花果
- 100 克燕麥片
- 1 把薄荷
- 水

挑戰成功了——然後呢？

妳確實通過了 90 天挑戰，來閱讀這篇文章吧！

再次恭賀妳成功了！妳踩過許多艱辛且重要的步伐，完成不少人生的重大改變。不僅改善了身體，更改善了精神，帶著嶄新的力量與自信迎向這世界。妳的幸福感提高，連帶提高了在妳周遭重要的人的幸福感。在訓練過程中，妳證明了自己優秀的素質。妳擬訂了一個目標，不論多艱苦妳都沒放棄，最後，妳終於獲得成功！如此的決心和毅力在日後不會只幫助妳強健身體，更能幫助妳解決人生中各種難題。祝福妳！我以妳為榮！

雖然我不認為妳會做這樣的事，不過為了慎重起見還是要提醒：90 天挑戰結束後就把自己打回原形，這會非常荒謬！妳已經為這麼多積極改變付出很大的心力，為何要無謂地丟棄成果？為何要讓嚴格訓練過的身體退步？或許提出這樣的問題是我多慮，因為妳全新的健康意識肯定早已在追問：下一步要往哪裡去？

妳現在應該會想先照常規享樂，也許還喝上幾杯，慶祝自己通過這場90天挑戰。這是妳應得的！或許妳在日後不會想繼續秉持過去三個月的熱情過活；其實也真的不必。妳只要繼續注意飲食，絕大多數時間積極、健康地生活，妳在挑戰期間養成的良好生活態度便能長久。我想給妳以下建議：往後請注意，一天三頓正餐中的兩頓務必符合挑戰的最重要原則：攝取充足的蛋白質、蔬菜吃到飽、不要糖、不要酒精、醣類菜餚或附餐（麵、飯、馬鈴薯、麵包、穀物等）只攝取符合自己身材目標的量。剩下的一頓正餐，妳愛怎麼吃都隨心所欲吧。飲料的原則也一樣：三頓正餐中的兩頓不要飲用高熱量飲料。當然，妳不一定要做記錄，只要默默遵守這項三二法則即可。如果妳要維持一日五餐的習慣，那就採取五四法則。重要的是妳得繼續做訓練：每週至少兩回，最好能做三回。這樣便可為身心奠定良好基礎，足以妥善應付那些所謂的「罪惡」！

　　如果妳願意，乾脆再做一次90天挑戰計畫。不妨從第 29 天開始，這時訓練的頻率已進入一週四回的階段，所有八套訓練也開始輪番登場。妳可以一週訓練四回，也可依序將所有訓練安排在妳自己定的訓練日裡。別忘了，妳已通過了最困難的考驗。現在就帶著延續的熱情，繼續完成接下來的計畫！

　　當然，妳也可以按照《妳的身體就是最好的健身房》與 DVD 繼續做訓練。重要的是持之以恆！

　　最後，我想向妳表達謝意。不僅是因為妳購買了本書，更因為妳為我付出了許多時間與精力。誠如我在本書開頭所言：如果我能因此幫到任何人，我會感到無比欣慰！我希望，我也讓妳感到無比欣慰！

圖片索引

謝詞

這套90天健身挑戰計畫的成書，我首先要特別感謝我在特種部隊的教練和導師。他們總是不斷鼓勵我超越自我，將目標訂在超越自己的舒適區之外，將團隊期望看得比個人需求更重要。

我做的一切都是基於團隊合作。沒有那些支持我的人的付出和努力，我的訓練方法不可能以書籍、App及DVD等形式問世。Samantha Normany不辭辛勞地投入，並且提出許多建設性的建議，對於我的出版企劃，這一切至為緊要。沒有我的經紀人Steve Ross（他曾在出版界打滾了20多年）的廣闊人脈，也許我的第一本書《你的身體就是最好的健身房》還只能是個人出版。Ballantine Books的主編Marnie Cochran憑藉其最高水準專業能力和最謹慎的態度，為我編輯了作品的英文版。沒有約書亞‧克拉克（英文版共同作者）的遠見和提議，我的訓練方法或許迄今還只是特種部隊裡的教材。本書附錄的食譜有賴機能訓練專家Chris Gamperl設計，他研發的餐點完全符合我的飲食建議。美國奧運游泳隊的健身教練Raphael Ruiz曾經針對我的訓練方法及健身原則給予許多寶貴意見。此外，我還要感謝本書的共同作者尤利安‧蓋林斯基（Julian Galinski），編輯Pascale Breitenstein，因為有他們努力不懈地付出，這項出版計畫才實現，將我的種種知識用簡單易讀的方式公諸於世，讓讀者可以輕鬆地踏出改變生活習慣的第一步。最後，對於所有在我研發這套計畫期間同意接受我的訓練的人，我要由衷感謝他們的支持與付出。如果沒有他們以及許多使用者的反餽，這個訓練計畫不會成真。

國家圖書館出版品預行編目資料

妳的身體就是最好的健身房：90天挑戰計畫 / 馬克.羅倫（Mark Lauren），尤利安.蓋林斯基（Julian Galinski）著；王榮輝譯. -- 初. -- 臺北市：商周出版：家庭傳媒城邦分公司發行, 2016.03
　　　面；　　公分. --（Live & learn）
譯自：Fit ohne Geräte Die 90-Tage-Challenge für Frauen
ISBN　978-986-272-972-4（平裝）

1. 健身運動　2. 運動健康　3. 女性

411.711　　　　　　　　　　　　　　　　105000711

妳的身體就是最好的健身房・90天挑戰計畫
Fit ohne Geräte Die 90-Tage-Challenge für Frauen

作　　　者／馬克・羅倫、尤利安・蓋林斯基（Mark Lauren with Julian Galinski）
譯　　　者／王榮輝
企 劃 選 書／程鳳儀
責 任 編 輯／余筱嵐

版　　　權／林心紅
行 銷 業 務／莊晏青、何學文
總　經　理／彭之琬
發　行　人／何飛鵬
法 律 顧 問／台英國際商務法律事務所　羅明通律師
出　　　版／商周出版
　　　　　　城邦文化事業股份有限公司
　　　　　　台北市中山區民生東路二段141號9樓
　　　　　　電話：(02) 2500-7008　傳真：(02) 2500-7759
　　　　　　E-mail：bwp.service@cite.com.tw
發　　　行／英屬蓋曼群島商家庭傳媒股份有限公司城邦分公司
　　　　　　台北市中山區民生東路二段141號2樓
　　　　　　書虫客服專線：(02)2500-7718；(02)2500-7719
　　　　　　24小時傳真專線：(02)2500-1990；(02)2500-1991
　　　　　　服務時間：週一至週五上午09:30-12:00；下午13:30-17:00
　　　　　　郵撥帳號：19863813　戶名：書虫股份有限公司
　　　　　　讀者服務信箱E-mail：service@readingclub.com.tw
　　　　　　城邦讀書花園www.cite.com.tw
香港發行所／城邦（香港）出版集團有限公司
　　　　　　香港灣仔駱克道193號東超商業中心1樓　E-mail：hkcite@biznetvigator.com
　　　　　　電話：(852) 25086231　傳真：(852) 25789337
馬新發行所／城邦（馬新）出版集團【Cite (M) Sdn. Bhd】
　　　　　　41, Jalan Radin Anum, Bandar Baru Sri Petaling,
　　　　　　57000 Kuala Lumpur, Malaysia.
　　　　　　電話：(603) 90578822　傳真：(603) 90576622
　　　　　　E-mail：cite@cite.com.my

封 面 設 計／徐璽設計工作室　　　　　　電 腦 排 版／唯翔工作室
印　　　刷／韋懋實業有限公司
經　　　銷／聯合發行股份有限公司　　　地址：新北市231新店區寶橋路235巷6弄6號2樓
　　　　　　電話：(02)2917-8022　傳真：(02)2911-0053

■2016年3月8日初版
■2021年2月3日初版7.5刷

Printed in Taiwan

First published as "Fit ohne Geräte: Die 90-Tage-Challenge für Frauen" by Mark Lauren with Julian Galinski.© 2015 by riva Verlag, Muenchner Verlagsgruppe GmbH, Munich, Germany. www.rivaverlag.de.
Complex Chinese translated edition copyright © 2016 by Business Weekly Publications, a division of Cité Publishing Ltd. This translated edition published by arrangement with Münchner Verlagsgruppe GmbH through Jia-Xi Books Co., Ltd.
All rights reserved.

定價／280元

城邦讀書花園
www.cite.com.tw

商周出版

讀者回函卡

感謝您購買我們出版的書籍！請費心填寫此回函卡，我們將不定期寄上城邦集團最新的出版訊息。

不定期好禮相贈！
立即加入：商周出版
Facebook 粉絲團

姓名：＿＿＿＿＿＿＿＿＿＿＿＿＿＿＿＿＿＿＿ 性別：□男 □女

生日：西元＿＿＿＿＿＿年＿＿＿＿＿＿月＿＿＿＿＿＿日

地址：＿＿＿＿＿＿＿＿＿＿＿＿＿＿＿＿＿＿＿＿＿＿＿＿＿＿

聯絡電話：＿＿＿＿＿＿＿＿＿＿＿ 傳真：＿＿＿＿＿＿＿＿

E-mail：

學歷：□ 1. 小學 □ 2. 國中 □ 3. 高中 □ 4. 大學 □ 5. 研究所以上

職業：□ 1. 學生 □ 2. 軍公教 □ 3. 服務 □ 4. 金融 □ 5. 製造 □ 6. 資訊

　　　□ 7. 傳播 □ 8. 自由業 □ 9. 農漁牧 □ 10. 家管 □ 11. 退休

　　　□ 12. 其他＿＿＿＿＿＿＿＿＿＿＿＿＿＿＿＿＿＿＿＿＿＿

您從何種方式得知本書消息？

　　　□ 1. 書店 □ 2. 網路 □ 3. 報紙 □ 4. 雜誌 □ 5. 廣播 □ 6. 電視

　　　□ 7. 親友推薦 □ 8. 其他＿＿＿＿＿＿＿＿＿＿＿＿＿＿＿＿

您通常以何種方式購書？

　　　□ 1. 書店 □ 2. 網路 □ 3. 傳真訂購 □ 4. 郵局劃撥 □ 5. 其他＿＿＿

您喜歡閱讀那些類別的書籍？

　　　□ 1. 財經商業 □ 2. 自然科學 □ 3. 歷史 □ 4. 法律 □ 5. 文學

　　　□ 6. 休閒旅遊 □ 7. 小說 □ 8. 人物傳記 □ 9. 生活、勵志 □ 10. 其他

對我們的建議：＿＿＿＿＿＿＿＿＿＿＿＿＿＿＿＿＿＿＿＿＿＿

＿＿＿＿＿＿＿＿＿＿＿＿＿＿＿＿＿＿＿＿＿＿＿＿＿＿＿＿＿＿

＿＿＿＿＿＿＿＿＿＿＿＿＿＿＿＿＿＿＿＿＿＿＿＿＿＿＿＿＿＿